糖尿病常见症状
中医简明手册

主编　杨叔禹

编委　孙文杰　张智海　周　艺
　　　许丽美　潘利钦　徐玲英
　　　俞晓旸　郑　欣

U0288075

人民卫生出版社
·北　京·

图书在版编目（CIP）数据

糖尿病常见症状中医简明手册/杨叔禹主编. —北京：人民卫生出版社，2022.10

ISBN 978-7-117-33644-4

Ⅰ. ①糖… Ⅱ. ①杨… Ⅲ. ①糖尿病－中医治疗法－手册 Ⅳ. ①R259.871-62

中国版本图书馆 CIP 数据核字（2022）第 181404 号

人卫智网	**www.ipmph.com**	医学教育、学术、考试、健康，购书智慧智能综合服务平台
人卫官网	**www.pmph.com**	人卫官方资讯发布平台

糖尿病常见症状中医简明手册

Tangniaobing Changjian Zhengzhuang Zhongyi Jianming Shouce

主　　编：杨叔禹
出版发行：人民卫生出版社（中继线 010-59780011）
地　　址：北京市朝阳区潘家园南里 19 号
邮　　编：100021
E - mail：pmph @ pmph.com
购书热线：010-59787592　010-59787584　010-65264830
印　　刷：三河市延风印装有限公司
经　　销：新华书店
开　　本：850×1168　1/32　印张：5
字　　数：112 千字
版　　次：2022 年 10 月第 1 版
印　　次：2022 年 11 月第 1 次印刷
标准书号：ISBN 978-7-117-33644-4
定　　价：40.00 元

打击盗版举报电话：010-59787491　E-mail：WQ @ pmph.com
质量问题联系电话：010-59787234　E-mail：zhiliang @ pmph.com
数字融合服务电话：4001118166　E-mail：zengzhi @ pmph.com

审订专家

王　旭　　南京中医药大学

王世东　　北京中医药大学东直门医院

王秀阁　　长春中医药大学附属医院

方朝晖　　安徽中医药大学第一附属医院

石　岩　　辽宁中医药大学

田国庆　　北京协和医院

冯兴中　　清华大学玉泉医院

朴春丽　　广州中医药大学深圳医院（福田）

刘　超　　南京中医药大学附属中西医结合医院

刘铜华　　北京中医药大学

刘喜明　　中国中医科学院广安门医院

闫　冰　　厦门大学附属第一医院

吴深涛　　天津中医药大学第一附属医院

陆　灏　　上海中医药大学附属曙光医院

庞国明　　开封市中医院

赵进喜　　北京中医药大学东直门医院

赵能江　　厦门大学附属第一医院

钱秋海　　山东中医药大学附属医院

倪　青　　中国中医科学院广安门医院

郭　姣　　广东药科大学

魏军平　　中国中医科学院广安门医院

仝小林院士序

　　糖尿病，以其典型之"三多一少"症状，从西方引入中国起，即被归属到中医学"消渴"之范畴。中医自论治消渴，有几千年之历史、丰富之积淀，按消渴论治糖尿病一百多年矣，然降糖之效果，因人而异。何也？病之古今异轨，治之胶柱鼓瑟使然。糖尿病从前期至发病期、并发症期全过程，消渴只是其中某一部分人群、某一个阶段病症而已。以一病之广阔时空，对应古时所见一证之狭窄逼仄，势必削足适履，步履艰难。故中医研究现代医学之疾病，不可简单地将"病"与"证"对接，而是必须从临床实际出发，遵照中医思维，重新分类、分期、分证，再借鉴经方、名方，找出既可针对证候（状态），又能针对靶标的有效治疗方法，解决临床实际问题。

　　杨叔禹教授是我国糖尿病领域之大家也，现任中华中医药学会糖尿病分会主任委员。集数十年临床之功力，对屡治罔效的糖尿病临床症状，如疲乏无力、头晕目眩、多汗虚劳、心烦失眠、手足心热、肢体麻痛、大便秘结、腹泻等，逐一攻坚，多有斩获，充分发挥了中医治疗"症靶"之优势。不仅如此，杨叔禹教授团队针对糖尿病并发症及一系列现代医学难解之临床症状，研制的"平堂系列胶囊""疏泄系列方药"等院内制剂，有效改善了患者的病痛困扰。

杨叔禹教授与时俱进，创新了"糖尿病三师共管"的新型诊疗模式，由内分泌专科医师、中医师和健康管理师组成团队，对糖尿病患者进行从医院到社区一体化的、全程的管理。

　　为了更好地帮助糖尿病患者与专科医师，杨叔禹教授和他的团队，集萃近年研究成果，临床上经年积攒之经验编为此书，力求内容详尽，重视证据。愿此书付梓，成为医师之肘后，患者之福祉。

中国中医科学院

仝小林

2022 年 7 月

贾伟平院士序

我们在临床中发现，很多糖尿病患者即使血糖等指标已控制达标了，但仍然被一些症状所困扰，如腹泻、便秘、失眠、皮肤瘙痒、手足麻木、性功能障碍等。这些症状严重影响着患者的生活质量，医师与患者都为之苦恼。

这些常见症状，按照疾病分类，很多属于消化系统、神经系统、泌尿系统及皮肤病等专科诊疗范围，但细究其病因，其实是糖尿病引起的。因此，解除或缓解这些症状，也是我们内分泌糖尿病专科医师的责任。

假使医师只盯着血糖实验室指标，而不去关注患者的感受、症状及各种不适，这肯定不是完整的医疗服务。诚然，血糖等是判断临床疗效最重要的指标，是病情转归的标志，但并不是疾病的全部。何况一些症状得不到解决，不仅降低了患者的生活质量，也是引起血糖等指标波动或难以控制的重要原因，不容忽视。

杨叔禹医师是我国中医、中西医结合糖尿病专业的权威专家，多年探索应用中医药疗法改善患者临床症状，用力甚勤，卓有建树。

希望这本书的出版，能给糖尿病防治工作和患者带来益处。

上海交通大学附属第六人民医院
贾伟平
2022 年 7 月

前言

　　《国家基层糖尿病防治管理指南（2022）》新增"糖尿病的中医药防治"一章，这是一件具有划时代意义的标志——中医药学融入糖尿病基层防治管理体系。

　　为配合《国家基层糖尿病防治管理指南（2022）》的发布，我们编写了这版《糖尿病常见症状中医简明手册》（以下简称《手册》），目的是将中医药学对糖尿病常见症状的有效治疗方法奉献给糖尿病防治第一线的临床工作者和糖尿病患者，让患者的症状得到改善，生活质量得到提高，各项指标得到理想控制。

　　将中医药的研究成果和有效方法引入糖尿病的防治中并加以应用，既是对患者的奉献，也对未来形成具有中国特色的糖尿病防治体系有着深远的意义。

　　从单纯强调控制血糖等指标，到真正做到以患者为中心的多专业全面关照，糖尿病的防治理念在不断进步，与时俱进。

　　糖尿病常见症状是影响患者生活质量的关键之一，同时一些症状也对血糖等指标的调控构成影响。中医药疗法对改善症状有着明显的优势，应当努力发挥其作用。

　　《手册》在2016版《糖尿病常见症状中医治疗与调理手册》基础上进行了更新与精简。为了增强本《手册》的实用性，我们对中医辨证分型、病因病机等进行了简化和调整，希望在临床使用中更加便捷，尤其是让非中医专业的医务工作者，也能易懂、易学、易用。

《手册》的编写，得到了仝小林院士、贾伟平院士，以及国家基层糖尿病防治管理办公室常务副主任蔡淳教授的支持与帮助，人民卫生出版社给予了很大支持，厦门大学附属中山医院温月贤、福建中医药大学袁琪和占娜等医师对《手册》的编写也提供了很多帮助，同时本《手册》的编委们也对内容做了大量的工作，非常感谢他们！尽管编者在编写过程中尽职尽责，力求本《手册》精益求精，但有待提升之处在所难免，还请广大读者提出宝贵意见，以便再版时修订。

杨叔禹
2022 年 7 月

目录

一、口渴

（一）释义

口渴为糖尿病患者常见症状之一，可同时伴有多食、多尿、消瘦；常见有烦渴多饮、口渴不欲饮、口渴少饮等类型。

（二）现代医学认识

现代医学认为，口渴是血糖升高的反应之一。因葡萄糖不能被有效利用而形成高血糖，细胞外液渗透压升高，刺激抗利尿激素释放，血浆渗透压增高，刺激口渴中枢，产生口渴感觉；高血糖还可导致渗透性利尿，尿量增加，体内失水，进一步加重口渴。

本病症应注意与干燥综合征、尿崩症等疾病相鉴别。

（三）中医学认识

中医学认为口渴由津液耗伤或阴津不布引起。肺为水之上源，燥热伤肺，肺不布津；脾胃受燥热所伤，脾气虚不能转输水谷精微；肾阴亏虚则虚火内生，上燔心肺则烦渴多饮；湿热瘀血阻滞气机，气不布津，津不上承，为口渴不欲多饮；后期脾肾阳亏至极，则见渴喜热饮而不多饮。

（四）症状辨治

1. 口渴多饮，尿多，舌边尖红，苔薄黄，脉洪数。（证属"肺热津伤"）

   | **方药** | 消渴方加减 / 天花粉 15g，葛根 15g，麦冬 15g，生地黄 15g，藕汁 15g，黄连 6g，黄芩 10g，知母 10g。

2. 口渴多饮，尿多，多食易饥，形体消瘦，大便干燥，苔黄，脉滑实有力。（证属"胃热炽盛"）

   | **方药** | 玉女煎加减 / 石膏 15g，熟地黄 30g，麦冬 6g，知母 5g，牛膝 5g。

3. 口渴多饮，咽干，腰膝酸软，两目干涩，头晕耳鸣，舌红少苔，脉细数。（证属"肾阴亏虚"）

   | **方药** | 六味地黄丸加减 / 熟地黄 15g，山茱萸 10g，怀山药 15g，牡丹皮 10g，茯苓 15g，泽泻 10g。

4. 口渴不欲饮，或饮少量热水，畏寒肢冷，气短，舌淡胖，脉沉迟或缓弱。（证属"脾肾阳虚"）

   | **方药** | 附子理中丸加减 / 人参、白术、干姜（炮）、附子（炮，去皮脐）各 6g，炙甘草 3g。

5. 口渴不欲饮，头重如裹，胸脘痞闷，纳呆泛呕，大便溏稀，小便黄赤，舌苔黄腻，脉濡数。（证属"湿热中阻"）

   | **方药** | 三仁汤加减 / 杏仁、法半夏各 10g，滑石粉、生薏

苡仁各18g，白通草、白蔻仁、竹叶、厚朴各6g。

6. 口渴少饮，喜漱口或不欲咽，夜间加重，或伴肌肤甲错，面
色黧黑，舌淡暗，或瘀点，苔白，舌下络脉可见怒张，脉涩
等。（证属"血瘀内阻"）

｜方药｜ 血府逐瘀汤加减 / 桃仁12g，红花、当归、生地黄、
牛膝各9g，川芎、桔梗各4.5g，赤芍、枳壳、甘草
各6g，柴胡3g。

辨证论治总结见表1。

表1 "口渴"辨治

主症	兼证特点	舌脉	证型	方药
口渴多饮	尿多	舌边尖红，苔薄黄，脉洪数	肺热津伤证	消渴方加减
	尿多，多食易饥，形体消瘦，大便干燥	苔黄，脉滑实有力	胃热炽盛证	玉女煎加减
	咽干，腰膝酸软，两目干涩，头晕耳鸣	舌红少苔，脉细数	肾阴亏虚证	六味地黄丸加减
口渴不欲饮，或饮少量热水口不欲饮	畏寒肢冷，气短	舌淡胖，脉沉迟或缓弱	脾肾阳虚证	附子理中丸加减
	头重如裹，胸脘痞闷，纳呆泛呕，大便溏稀，小便黄赤	舌苔黄腻，脉濡数	湿热中阻证	三仁汤加减
口渴少饮，喜漱口或不欲咽，夜间加重	或伴肌肤甲错，面色黧黑	舌淡暗，或瘀点，苔白，舌下络脉可见怒张，脉涩等	血瘀内阻证	血府逐瘀汤加减

（五）针刺

主穴：胃脘下俞、肺俞、胃俞、肾俞、三阴交、太溪、太渊、少府。用平补平泻法。

配穴：肺热津伤证配鱼际、尺泽，针用泻法；胃热炽盛证配内庭、解溪，针用泻法；肾阴亏虚证配复溜，针用补法；脾肾阳虚证配关元、命门，针用补法；湿热中阻证配足三里、阴陵泉，针用平补平泻法；血瘀内阻证配膈俞、地机，针用平补平泻法。

留针30分钟，3～5次/周，2周为1个疗程。

（六）推拿

1. 肺热伤津证：点按鱼际穴。

操作：①点按鱼际。用拇指指端或指腹用力点按两手鱼际穴，以产生酸胀微痛感为宜。约5分钟。②点揉鱼际。拇指指端点压鱼际穴后，再用力顺时针和逆时针反复揉，以局部产生酸胀微痛为宜。约5分钟。③擦鱼际。左手托住患者手部，裸露鱼际穴，右手大鱼际前后快速摩擦鱼际穴，以局部皮肤透热为度。约5分钟。（按摩鱼际穴总时间约15分钟。每天早、晚各1次，多多益善。）

2. 胃热炽盛证：点按合谷穴。

操作：在按摩时，两手可以交替按摩，用拇指屈曲垂直按在合谷穴上，做一紧一松的按压，频率为每2秒1次，即每分钟30次左右。

3. 肾阴亏虚证：按揉照海穴。

操作：先盘腿坐好，然后用拇指指腹分别按住双侧照海穴，按的时候，垂直加压，压力不要太大，穴位局部有微微酸胀感觉。按住穴位之后，开始做旋转按揉，旋转的方向以向着心的方向为准，频率是 100～120 次 / 分，中间不要停顿。点揉 3～5 分钟。

4. 脾肾阳虚证：按揉涌泉穴。

操作：每天临睡前用温水泡脚，再用手互相擦热后，用左手心按摩右脚涌泉穴，右手心按摩左脚涌泉穴，每次 100 下以上，以搓热双脚为宜。

5. 湿热中阻证：按揉足三里穴。

操作：用拇指指面着力于足三里穴位之上，垂直用力，向下按压，按而揉之，其余四指握拳或张开，起支撑作用，以协同用力，产生酸、麻、胀、痛和走窜等感觉，持续数秒后，渐渐放松，如此反复操作数次即可。

6. 血瘀内阻证：按揉血海穴。

操作：两拇指重叠按压双侧穴位，直接进行按揉就好。每侧 3 分钟，要掌握好力道，感觉到穴位有微微的酸胀感即可。

（七）耳穴

耳穴：胰胆、肺、内分泌。

操作：常规消毒后，用王不留行籽贴压上述穴位，每个穴位每天按揉 3 次，每次半分钟。两耳交替，隔 3～5 天换 1 次。

（八）药膳食疗

1. 肺热津伤证——神效煮兔方

食材：兔 1 只，桑白皮 100g。

做法：兔去皮及内脏，洗净切块加桑白皮 100g，同煮至烂熟为
　　　度，调食盐少许，食肉饮汤。

2. 胃热炽盛证——五汁饮

食材：新鲜的藕、梨、荸荠、芦根各 100g，麦冬 50g。服用期间
　　　需注意适当减少主食量。

做法：切碎、捣烂，榨取汁液，和匀凉服或热服。

3. 肾阴亏虚证——白木耳西洋参汤

食材：白木耳 30g，西洋参 3g。

做法：先将白木耳用温水泡发，撕碎，切细，备用。将西洋参洗
　　　净，晒干或烘干，加水适量，入白木耳、西洋参，文火煨
　　　煮 1 小时，适当调味，餐时食用。

4. 脾肾阳虚证——黄精芡实汤

食材：黄精 10g，芡实 10g，韭菜籽（盐制）10g。

做法：将黄精、芡实打磨成粉，过 200 目筛。按药膳材料配比将每
　　　次熬制所需的黄精、芡实粉和韭菜籽分别装入 8cm×12cm 中
　　　药无纺包煎袋。将上述中药无纺包煎袋洗净入砂锅，加入
　　　800ml 水，武火煮沸后再以文火熬 15～20 分钟，餐时食用。

5．湿热中阻证——葛根薏苡仁橘皮饮

食材：葛根 120g，生薏苡仁 30g，陈皮 10g。

做法：将葛根去皮、晒干，生薏苡仁洗净，同陈皮研粉，把全部
　　　用料一起放入锅内，加清水适量，武火煮沸后以文火熬
　　　15～20 分钟，熬至 50～100ml 黏稠液，空腹服用。

6．血瘀内阻证——丹参桃仁杂粮粥

食材：丹参 25g，桃仁 15g，葱白少量，黑米 100g。

做法：先将丹参、桃仁放入砂罐中，加水煎煮，取药汁约
　　　800ml，去渣。将葱白切丝，再用药汁同黑米煮粥，待粥
　　　熟时，加入葱白丝搅匀即可食用，熬煮时间不宜过久。

（九）代茶饮

1．淡竹叶 6g，桑叶 6g，乌梅 6g，麦冬 6g，水煎代茶饮。
适用于口渴多饮，有热象者。

2．沙参 6g，玉竹 6g，玫瑰花 3g，荷叶 6g，水煎代茶饮。
适用于口干不欲饮或少饮者。

（十）调护要点

1．在糖尿病治疗过程中，应重视对患者的饮水指导。如突
然出现口渴难忍的状况，可能与血糖控制不良有关，应及时监测
血糖情况。

2．中医学认为口渴与寒、热、虚、实、湿、瘀等多种因素
相关，临床症状还表现为寒热错杂、虚实夹杂，故应在中医师的
指导下进行辨证论治。

主要参考文献

［1］胡绍文，郭瑞林. 实用糖尿病学［M］. 北京：人民军医出版社，2000：36.

［2］单书健，陈子华. 古今名医临证金鉴：消渴卷［M］. 北京：中国中医药出版社，1999：108-112.

［3］徐远. 中医专家谈糖尿病饮食调养［M］. 沈阳：辽宁科学技术出版社，2010.

二、易饥多食

（一）释义

易饥多食是糖尿病患者的常见症状之一。主要为饮食倍于平常，且有饥饿感的临床表现。部分糖尿病患者饥饿感严重，甚至因饥饿导致夜间彻夜难眠。患者往往因饥饿难耐而反复进食，引发血糖升高，难以控制，严重影响其生活质量和治疗效果。

（二）现代医学认识

现代医学研究认为，胰岛素的作用缺陷，影响了组织细胞对葡萄糖的有效利用，导致细胞外液处于高糖状态，但细胞内能量不足。为满足机体基本生理功能需要，患者临床上表现为易饥多食。其病因还可能与神经、内分泌、循环等多系统因素相关。

本病症应注意与甲状腺功能亢进症、皮质醇增多症等疾病进行鉴别。

（三）中医学认识

中医学认为本症属于"消谷善饥""中消"等范畴。胃主腐熟水谷，脾主运化精微，糖尿病患者易饥多食，多因胃热气盛。胃的腐熟功能亢进，与脾胃关系最密切。

（四）症状辨治

1. 易饥多食，渴喜冷饮，消瘦，多尿，大便干燥，小便短黄，舌红苔黄，脉滑有力（证属"胃热炽盛"）。

   |方药| 玉女煎加减/熟地黄 30g，石膏 15g，知母 5g，麦冬 6g，牛膝 5g。

2. 易饥多食，口渴多饮，消瘦，倦怠乏力，舌淡红，苔白而干，脉弱（证属"气阴亏虚"）。

   |方药| 七味白术散加减/党参 6g，藿香 12g，葛根 15g，木香 6g，茯苓 12g，炒白术 12g，甘草 3g。

3. 易饥多食，食后腹胀难消，大便初硬后溏或夹不消化食物，舌胖嫩，边有齿痕，苔黄或白，脉浮滑、重按无力（证属"胃强脾弱"）。

   |方药| 半夏泻心汤加减/半夏 12g，黄连 3g，黄芩 9g，党参 9g，干姜 9g，甘草 9g，大枣 6g。

   辨证论治总结见表 2。

表 2 "易饥多食"辨治

主症	兼证特点	舌脉	证型	方药
易饥多食，渴喜冷饮	消瘦，多尿，大便干燥，小便短黄	舌红苔黄，脉滑有力	胃热炽盛证	玉女煎加减
易饥多食，口渴多饮	消瘦，倦怠乏力	舌淡红，苔白而干，脉弱	气阴亏虚证	七味白术散加减
易饥多食，食后腹胀难消	大便初硬后溏或夹不消化食物	舌胖嫩，边有齿痕，苔黄或白，脉浮滑、重按无力	胃强脾弱证	半夏泻心汤加减

（五）针刺

主穴：足三里、内庭、中脘、太白、三阴交、脾俞。其中足三里、内庭、中脘用泻法，太白、三阴交、脾俞用补法，脾俞穴针刺后不留针。

配穴：胃热炽盛证配丰隆，针用泻法；气阴亏虚证配气海、太溪，针用补法；胃强脾弱证配天枢，针用平补平泻法。

留针 30 分钟，3 ～ 5 次 / 周，2 周为 1 个疗程。

（六）推拿

主穴：中脘、关元、气海、肺俞、胃脘下俞、脾俞、胃俞、肾俞、命门。

配穴：梁门、天枢、足三里、三阴交、血海。

操作：患者取仰卧位，术者先摩腹 3 ～ 5 分钟后，自鸠尾沿任脉到曲骨行一指禅推法，重点推中脘、关元、气海，再以一指禅推胃经梁门、天枢，在上腹部行掌振法 1 ～ 2 分钟，下肢推揉足三里、三阴交、血海。患者取俯卧位，沿两侧膀胱经行滚法 3 ～ 5 遍，一指禅推重点穴位肺俞、胃脘下俞、脾俞、胃俞、肾俞、命门，再以胃脘下俞为中心行擦法，以擦热为度。

上述手法治疗每天 1 次，每次 40 分钟，15 天为 1 个疗程。治疗期间，隔天检查 1 次血糖。

（七）耳穴

取穴：皮质下、内分泌、糖尿病点、脾、肾、胰胆、饥点。

操作：操作者评估消毒双耳皮肤，取穴皮质下、内分泌、糖尿病点、脾、肾、胰胆、饥点。每天按压 3 ～ 4 次，按压程度以患者能耐受为主，3 天更换 1 次。

（八）药膳食疗

1. 胃热炽盛证——苦瓜瘦肉煲

食材：苦瓜 80g，猪瘦肉 100g，食盐、味精、葱、姜、花生油适量，高汤 300ml。

做法：将猪瘦肉洗净，切成 3cm 左右的块，苦瓜洗净，横切片；姜、葱洗净，姜切片，葱切段。锅内加入花生油烧热，放入姜、葱爆香，倒入猪瘦肉，炒至断生后，加入苦瓜，将苦瓜翻炒断生后，倒入煲内，加入高汤，用文火煲 20 分钟，加入食盐、味精即成。

2. 气阴亏虚证——黄精蒸鸡

食材：黄精 20g，党参 30g、北沙参 20g，仔母鸡 1 只，生姜、川椒、食盐、味精适量。

做法：将仔母鸡宰杀后，如常去毛、去皮和内脏，剁成 1 寸见方的块，放入沸水锅内烫 3 分钟捞出，洗净血沫，装入蒸锅内，加入葱、姜、食盐、川椒、味精。将洗净的黄精、党参、北沙参放入蒸锅内，盖好锅盖，蒸 3 小时取出，即可食用。

3. 胃强脾弱证——茯苓黄精豆腐羹

食材：豆腐 100g，茯苓 60g，黄精、葛根粉各 5g，香菇 15g，猪瘦肉 50g，蒜黄 15g，食盐、生姜（切丝）、淀粉、酱油少许。

做法：将黄精煎汁，去渣取汁 100ml，猪瘦肉切细丝，茯苓磨粉，蒜黄切成 2cm 左右的段。猪瘦肉略煸。把豆腐、肉丝、蒜黄、香菇放入锅中加黄精的煎汁，用中火煮 10 分钟左右。改用文火，加入茯苓粉、葛根粉、淀粉、酱油、食盐、姜丝，勾芡，略煮出锅。

（九）代茶饮

1. 竹茹 10g，玉竹 10g，石斛 10g，马齿苋 10g，水煎代茶饮。适用于伴有口干、便燥，属阴虚火旺者。

2. 党参 6g，麦冬 6g，香橼 6g，沙参 10g，水煎代茶饮。适用于伴有大便不实、乏力，属胃强脾弱者。

（十）调护要点

1. 糖尿病患者出现易饥多食的症状，应积极进行血糖、糖化血红蛋白、肝肾功能、血脂等相关实验室指标检查。

2. 部分糖尿病患者经治疗后血糖虽已达标，但仍有易饥多食等临床症状，日常可以用低热量食物来补充。

3. 每日饮食应注意控制总热量的摄入，忌食香蕉、蜜饯等含糖高的食物。

主要参考文献

[1] 陈灏珠. 实用内科学 [M]. 第 12 版. 北京：人民卫生出版社，2006：1024.

[2] 陆再英，钟南山. 内科学 [M]. 北京：人民卫生出版社，2008：773.

[3] 周仲瑛. 中医内科学 [M]. 第 2 版. 北京：中国中医药出版社，2008：411.

[4] 徐远. 中医专家谈糖尿病饮食调养 [M]. 沈阳：辽宁科学技术出版社，2010.

三、尿频

（一）释义

尿频是糖尿病患者常见症状之一。白天排尿次数超过 6 次，夜间排尿次数超过 2 次，即为尿频，常与多尿并见。

（二）现代医学认识

现代医学认为糖尿病患者尿频与血糖控制不佳关系密切。长期高血糖作用下，肾小球的高滤过和渗透性利尿、神经源性所致的膀胱功能失调，以及糖尿病患者免疫力低下而致的泌尿系感染等，均会引起尿频。

本病症应注意与尿崩症、膀胱炎等疾病相鉴别。

（三）中医学认识

本症属于中医学"下消"等范畴。《素问·经脉别论》曰："饮入于胃，游溢精气，上输于脾。脾气散精，上归于肺，通调水道，下输膀胱。水精四布，五经并行。"人体津液生成输布与肺、脾、肾三脏密切相关，肺脏燥热，损伤肺津，肺失通调，津液失布，水谷精微下注；脾肾气虚，运化失常，开阖失司，水道不得通调；肾阴不足，下焦虚弱，固摄失权，精微外泄；消渴日久，阴伤气耗，阴损及阳，阴阳俱虚，肾失固摄，故而小便频数。消渴患者或由饮食失节，湿热内生，或湿热秽浊之邪外侵，下注膀胱，膀胱气化不利，无以分清别浊，而致尿频量多。

（四）症状辨治

1. 尿频，尿急，尿痛，尿道灼热，小便短黄，口渴，腹胀，便秘，舌红，苔黄腻，脉滑数。（证属"膀胱湿热"）

   | **方药** | 八正散加减／木通 6g，车前子 15g，萹蓄 15g，瞿麦 15g，栀子 10g，大黄（后下）10g，滑石 18g，生甘草 3g。

2. 尿频，量多，口渴多饮，烦热汗多，舌边尖红，苔薄黄，脉洪数。（证属"肺热津伤"）

   | **方药** | 消渴方加减／天花粉 15g，葛根 15g，麦冬 15g，生地黄 15g，藕汁 15g，黄连 6g，黄芩 10g，知母 10g。

3. 尿频，滴沥不尽，时作时止，遇劳即发，腰膝酸软，神疲乏力，舌淡苔白，脉沉细。（证属"脾肾气虚"）

   | **方药** | 无比山药丸加减／怀山药 15g，茯苓 15g，熟地黄 15g，山茱萸 15g，菟丝子 15g，巴戟天 15g，杜仲 15g，牛膝 15g，肉苁蓉 15g，五味子 6g，黄芪 15g，白术 10g。

4. 尿频，量多，混浊如脂膏，腰膝酸软，头晕耳鸣，疲乏无力，口干唇燥，舌红苔少，脉细数。（证属"肾阴亏虚"）

   | **方药** | 六味地黄丸加减／熟地黄 15g，山茱萸 10g，怀山药 15g，枸杞子 15g，牡丹皮 10g，茯苓 15g，泽泻 10g。

5. 尿频，混浊如脂膏，甚至饮一溲一，面容憔悴，耳轮干枯，腰膝酸软，四肢欠温，阳痿，舌淡苔白，脉沉细无力。（证属"阴阳两虚"）

|方药| 金匮肾气丸加减/熟地黄15g，山茱萸10g，怀山药15g，牡丹皮10g，茯苓15g，泽泻10g，肉桂（后下）3g，熟附片（先煎）10g。

辨证论治总结见表3。

表3 "尿频"辨治

主症	兼证特点	舌脉	证型	方药
尿频、尿急、尿痛，尿道灼热，小便短黄	口渴，腹胀，便秘	舌红，苔黄腻，脉滑数	膀胱湿热证	八正散加减
尿频，量多	口渴多饮，烦热汗多	舌边尖红，苔薄黄，脉洪数	肺热津伤证	消渴方加减
尿频，滴沥不尽，时作时止，遇劳即发	腰膝酸软，神疲乏力	舌淡苔白，脉沉细	脾肾气虚证	无比山药丸加减
尿频，量多，混浊如脂膏	腰膝酸软，头晕耳鸣，疲乏无力，口干唇燥	舌红苔少，脉细数	肾阴亏虚证	六味地黄丸加减
尿频，混浊如脂膏，甚至饮一溲一	面容憔悴，耳轮干枯，腰膝酸软，四肢欠温，阳痿	舌淡苔白，脉沉细无力	阴阳两虚证	金匮肾气丸加减

（五）针刺

1. 尿频如因渗透性利尿引起，可参考以下取穴。

主穴：胃脘下俞、肺俞、胃俞、肾俞、三阴交、太溪、复溜、太冲。用平补平泻法。

配穴：膀胱湿热证配委中、行间，针用泻法；肺热津伤证配鱼
际、尺泽，针用泻法；脾肾气虚证配脾俞、关元，针用补
法；肾阴亏虚证配照海，针用补法；阴阳两虚证配关元、
照海，针用补法。

留针30分钟，3～5次/周，2周为1个疗程。

2. 尿频如因神经源性膀胱所致，可参考以下取穴。

主穴：关元、中极、肾俞、次髎、会阳。用平补平泻法。

配穴：膀胱湿热证配委阳，针用泻法；肺热津伤证配尺泽，针用泻
法；脾肾气虚证配脾俞、太溪、复溜，针用补法；肾阴亏虚证
配照海，针用补法；阴阳两虚证配膀胱俞、照海，针用补法。

留针30分钟，3～5次/周，2周为1个疗程。

（六）推拿

选穴：中极，或选取腹部及膀胱。操作：可采用少腹、膀胱区
按摩法，以示指（食指）、中指、环指（无名指）三指并
拢，按压中极穴；用揉法或摩法，按顺时针方向在患者下
腹部操作，由轻到重，用力均匀，待膀胱成球状时，用右
手托住膀胱底向前下方挤压膀胱，再用左手放在右手背上
加压使排尿。（此法适合神经源性膀胱所致之尿频）

（七）耳穴

1. 尿频如因渗透性利尿引起，可参考以下取穴。

耳穴：取肺、脾胃、肾，并以胰腺点、胰胆、内分泌、缘中、丘

脑、三焦、耳迷根、皮质下、饥点、渴点为主穴，可随症配合加减。

操作：均取双侧耳穴，每天于早、中、晚餐前及睡前按压4次耳穴，每次3～5分钟，要求双手同时从下向上，以自己能承受的力度为宜。每3天治疗1次，每周2次，20次为1个疗程，一般做1～2个疗程。

2. 尿频如因神经源性膀胱所致，可参考以下取穴。

耳穴：肾、膀胱、肺、肝、脾、三焦、交感、神门、皮质下、腰骶椎。

操作：每次选3～5穴，毫针用中强刺激，或用揿针埋藏或用王不留行籽贴压，双耳交替，隔3～5天换1次。

（八）药膳食疗

1. 膀胱湿热证——翠衣炒鱼片

食材：西瓜皮、鲈鱼肉各200g，葱20g，绍酒、醋各30g，素油10g。

做法：将西瓜皮洗净，切成丝，用纱布绞取汁液；鱼肉切成薄片。将锅置于武火上，放入素油，烧至六成熟时，加入葱、鱼肉、西瓜皮汁液、绍酒、醋、翻炒2分钟即成。每天2次，食鱼肉佐餐。

2. 肺热津伤证——百合润肺饮

食材：百合30g，桑叶15g，杏仁、麦冬、枇杷叶各10g。

做法：将上述药物洗净后加水煮沸浓缩至100～150ml，少量频饮。

3. 脾肾气虚证——白果煨仔鸡

食材：仔鸡1只，白果10g，葱花、酱油、食盐、花椒、料酒、味精少许。

做法：将仔鸡宰杀，去毛、去皮和内脏，洗净后用酱油、料酒、食盐腌制30分钟。将白果去壳，用开水烫去外皮后，与腌好的仔鸡一同置入砂锅中，加入花椒、葱花及适量清水。先用大火烧沸，再改用小火煨至鸡肉烂熟后，调入味精即可。

4. 肾阴亏虚型——六味烧海参

食材：熟地黄、山药、茯苓、吴茱萸、泽泻、牡丹皮各9g，水发海参300g，猪肉50g，蒜苗30g，葱、姜、食盐、味精、胡椒粉、料酒、花生油少量。纱布药包1个，清水500ml。

做法：将六味中药洗净，切片后都放入药包；海参切成片，猪肉剁成细粒，蒜苗切大粗花，葱切花，姜切片。将炒锅内加花生油烧热，加入肉粒，炒散，加入料酒、食盐，再加入高汤、中药袋烧沸，煮20分钟后，再加入海参、酱油、蒜苗，烧至汁浓，加入胡椒粉、味精调味后，用水淀粉勾芡即成。

（九）代茶饮

益智仁10个，芡实15g，生黄芪6g，覆盆子6g，水煎代茶饮。对不同证型的尿频均有一定的调摄作用。

（十）调护要点

1. 糖尿病患者出现尿频，要全面询问尿频的症状和严重程度，判定尿频为糖尿病性尿频或是由其他伴发疾病引起，从而指导治疗。

2. 尿频伴有尿量增多，无尿急、尿痛，提示为血糖高引起的渗透性利尿。要科学控制血糖，合理饮食，加强锻炼，按时服用降糖药。

3. 尿频、尿急、急迫性尿失禁，或者排尿困难、尿潴留、充盈性尿失禁，提示神经源性膀胱。宜从饮水、用药、理疗、心理等方面进行干预。

4. 尿频、尿急、尿痛，提示尿路感染。要叮嘱患者养成良好的清洁习惯，避免机体防御功能下降而造成细菌侵害。

5. 尿频、尿不尽感、尿线变细，提示有前列腺增生。尤要重视手术治疗后的有关围手术期的优质护理，不仅可以有效降低患者的血糖水平，还可以提升患者的生活质量。

6. 尿频、尿急、尿痛伴有尿流突然中断，提示膀胱或后尿道结石。要加强对糖尿病患者的护理、管理及教育，避免产生其他并发症，要注重提高患者的生活质量。

主要参考文献

［1］梁繁荣，王华. 针灸学［M］. 北京：中国中医药出版社，2016：230-231.
［2］徐远. 中医专家谈糖尿病饮食调养［M］. 沈阳：辽宁科学技术出版社，2010.
［3］李清亚. 糖尿病饮食和中医保健最佳方案［M］. 北京：人民军医出版社，2010.

四、消瘦

（一）释义

消瘦是糖尿病患者常见症状之一，指人体内的肌肉、脂肪含量过低。目前，临床上常用来判定消瘦的参照依据如下。

1. 标准体重法：根据身高用公式算出。男性标准体重（kg）=［身高（cm）-100］×0.9，女性标准体重（kg）=［身高（cm）-100］×0.9-2.5。如实测体重低于标准体重10%者，即为消瘦。

2. 体重指数法：体重指数（BMI）常用来对成人体重过轻、超重和肥胖进行分类。公式为 BMI = 体重（kg）/ 身高（m）^{2}。如 BMI 值< 18.5kg/m^2，则提示为消瘦。

糖尿病消瘦是指由患糖尿病导致的消瘦，需排除其他疾病所致的消瘦。

（二）现代医学认识

现代医学认为消瘦主要与高血糖状态下胰岛素绝对或相对不足，摄取的食物不能有效利用，导致脂肪、蛋白合成减少有关；还应注意是否存在患者饮食控制过于严格，或者使用某些可以减轻体重的降糖药物等因素。同时还应排除是否由合并胃肠道或甲状腺等疾病所致。

（三）中医学认识

本症属于中医学"消渴"范畴。其病因病机主要为饮食不节，积热伤津；情志失调，化热伤阴；禀赋不足，五脏柔弱；房劳过度，肾精亏损。一般认为该病与五脏均有关，但主要集中在肺、胃、肾，尤以肾为关键。

（四）症状辨治

1. 形体消瘦，多食易饥，口渴尿多，大便干燥，舌红苔黄，脉实有力。（证属"胃热炽盛"）

   | 方药 | 玉女煎加减 / 生石膏 15g，知母 5g，熟地黄 30g，麦冬 6g，牛膝 5g。

2. 形体消瘦，口渴多饮，多食与便溏并见，或饮食减少，倦怠乏力，舌淡红，苔白而干，脉弱。（证属"气阴两虚"）

   | 方药 | 七味白术散加减 / 黄芪 10g，党参 10g，白术 10g，茯苓 15g，怀山药 15g，甘草 6g，木香 3g，藿香 8g，葛根 15g，天冬 15g，麦冬 15g。

3. 形体消瘦，腰膝酸软，尿频，混浊如膏，耳轮干枯，畏寒肢冷，阳痿或月经不调，舌淡，苔白而干，脉沉细无力。（证属"阴阳两虚"）

   | 方药 | 金匮肾气丸加减 / 熟地黄 20g，山茱萸 10g，枸杞子 10g，五味子 10g，怀山药 15g，茯苓 15g，附子（先煎）10g，肉桂（后下）5g。

辨证论治总结见表4。

表4　"消瘦"辨治

主症	兼证特点	舌脉	证型	方药
形体消瘦	多食易饥，口渴尿多，大便干燥	舌红苔黄，脉实有力	胃热炽盛证	玉女煎加减
	口渴多饮，多食与便溏并见，或饮食减少，倦怠乏力	舌淡红，苔白而干，脉弱	气阴两虚证	七味白术散加减
	腰膝酸软，尿频，混浊如膏，耳轮干枯，畏寒肢冷，阳痿或月经不调	舌淡，苔白而干，脉沉细无力	阴阳两虚证	金匮肾气丸加减

（五）针刺

取穴：取中脘、膻中、气海、足三里、脾俞、肾俞、三阴交、太溪。针用补法。

操作：针灸上述穴位，隔天1次，每次留针或加灸约30分钟，每10分钟行1次针，以得气为度，3个月为1个疗程。

（六）推拿

1. 运腹法

患者取仰卧位，嘱患者自然放松。医者立于患者的左侧，充分暴露患者腹部。医者腕关节放松并略背伸，手指自然弯曲，以掌根部附着于患者腹部，以肘关节为支点，前臂做主动运动，使掌根部在全腹部进行柔和地连续不断地旋转揉动3～5分钟。上述手法治疗每天1次，每次30～40分钟，15天为1个疗程。

2. 通阳经

患者取俯卧位，嘱患者自然放松。具体操作如下。

（1）先通上肢部三阳经，医者用双手拿揉法放松上肢部肌肉3分钟，再沿经络走行循经点按曲池、合谷、内关等穴位，最后沿经脉走行方向掌推手三阳3～5次。

（2）用拇指点按百会穴、风池穴5～10次，双手拿揉肩井穴3～5分钟，放松颈部肌肉3～5分钟。

（3）自上而下以滚法推背部膀胱经，放松两侧竖脊肌3～5遍，按揉胃脘下俞、脾俞、肾俞、三焦俞穴位1～3分钟。最后以掌根推法自上而下分别平推两侧膀胱经，从大椎穴下至腰骶部掌推背部督脉，双手拿法放松双下肢肌肉1～3分钟。再用拇指点按丰隆、足三里、三阴交穴3～5遍。

上述均以酸胀感为度，每天治疗1次，30天为1个疗程，连续治疗30天。

（七）药膳食疗

1. 胃热炽盛证——苦瓜瘦肉煲

食材：苦瓜80g，猪瘦肉100g，食盐、味精、葱、姜、花生油适量，高汤300ml。

做法：将猪瘦肉洗净，切成3cm左右的块，苦瓜洗净，横切片；姜、葱洗净，姜切片，葱切段。锅内加入花生油烧热，放入姜、葱爆香，倒入猪瘦肉，炒至断生后，加入苦瓜，将苦瓜翻炒断生后，倒入煲内，加入高汤，用文火煲20分钟，加入食盐、味精即成。

2. 气阴两虚证——枸芪麦肉蒸蛋

食材：枸杞子 15g，黄芪 10g，麦冬 10g，鸡蛋 1 枚，瘦肉末 50g，葱花、食盐、胡椒粉、植物油少许。

做法：将麦冬、黄芪洗净，置入沸水中煮透后切成碎末；将枸杞子用沸水煮熟，鸡蛋捣碎，加食盐、少量清水、胡椒粉充分搅拌后，置入蒸锅中蒸熟。起锅放植物油少许，待油烧热后，投入瘦肉末炒熟。随后，将备好的麦冬、枸杞子、肉末、葱花撒在蒸熟的鸡蛋上即可。

3. 阴阳两虚证——黄精玉竹煲羊肉

食材：羊肉 100g，玉竹 30g，黄精 30g。

做法：将羊肉洗净切块，与玉竹、黄精同煮，自行调味，饮汤食肉。

（八）代茶饮

太子参 10g，黄精 10g，炙甘草 10g，陈皮 6g，水煎代茶饮。对不同证型的消瘦均有一定的调摄作用。

（九）调护要点

1. 少量多餐，适当增加瘦肉类、鸡、禽蛋、奶制品、豆制品等食物，同时要避免摄入过多的脂肪。另外，补充充足的维生素和铁，保证设计的膳食量能够充分摄入。

2. 监测体重，一旦体重恢复至正常，应调整饮食至正常水平，不要导致体重超重而矫枉过正。

3. 筛查其他容易导致消瘦的器质性疾病，同医师一起检查治疗药物是否合适，若有药物原因导致消瘦，应及时调整药物。容易引起消瘦的常见降糖药有二甲双胍、艾塞那肽、利拉鲁肽。

4. 对需要胰岛素治疗的患者，应注意心理辅导，鼓励患者积极面对疾病，乐观豁达，笑口常开，这样有利于神经系统和内分泌激素对各器官的调节，能增进食欲，增强胃肠道的消化吸收功能。

5. 科学的行为生活方式，合理的膳食结构，丰富的营养物质，有助于消瘦者达到丰腴健康的目的。

主要参考文献

［1］马方，纪立农. 中国糖尿病医学营养治疗指南［M］. 北京：人民军医出版社，2011：42.

［2］陈灏珠，林果为，王吉耀. 实用内科学［M］. 第14版. 北京：人民卫生出版社，2013：882-887.

［3］周仲瑛. 中医内科学［M］. 第2版. 北京：中国中医药出版社，2008：428-439.

［4］刘敬，姚辉，石学敏. 糖尿病的辨证论治与分期针刺治疗［J］. 广西中医药，2016，39（6）：39-41.

［5］徐远. 中医专家谈糖尿病饮食调养［M］. 沈阳：辽宁科学技术出版社，2010.

［6］李清亚. 糖尿病饮食和中医保健最佳方案［M］. 北京：人民军医出版社，2010.

［7］王辉，陈艳. 新编糖尿病饮食调养［M］. 北京：金盾出版社，2019：119.

［8］赵越. 糖尿病中医调养方［M］. 北京：人民卫生出版社，2018.

五、疲乏

（一）释义

糖尿病引起的疲乏是一种主观的感受，表现为无法抵御的、持续的精疲力竭感，包括以身体功能与活动耐力下降、易疲劳等为主的躯体性疲乏，以及以脑力活动能力与兴趣下降、焦虑、逃避等为主的脑力疲乏和心理性疲乏。

（二）现代医学认识

现代医学认为，疲乏主要与长期高血糖、神经肌肉功能障碍、电解质紊乱相关，还与焦虑抑郁等情绪失调、缺乏运动与社会支持度等相关。此外，糖尿病患者如出现低血糖，也会导致机体能量供应不足而产生躯体和心理疲乏。

本病症诊断时应区分生理性疲乏和病理性疲乏。对于病理性疲乏，应与甲状腺功能亢进、甲状腺功能减退、肾上腺皮质功能减退、库欣综合征、低钾血症、感冒、恶性肿瘤和长期服用安眠药等引起的疲乏相鉴别。

（三）中医学认识

本症属于中医学"虚劳"的范畴，糖尿病日久，迁延失治，耗伤气血阴阳，导致脏腑气血阴阳亏虚，发展为虚劳。

（四）症状辨治

1. 倦怠乏力，气短懒言，五心烦热，溲赤便秘，舌红少津，苔薄或花剥，脉细数无力。（证属"气阴两虚"）

   | **方药** | 七味白术散加减／黄芪 15g，党参 6g，白术 12g，茯苓 12g，怀山药 15g，木香 6g，藿香 12g，葛根 15g，天冬 10g，麦冬 10g，甘草 3g。

2. 倦怠乏力，动则益甚，面色苍白，唇甲无华，心悸失眠，舌淡苔薄，脉细弱。（证属"气血亏虚"）

   | **方药** | 八珍汤加减／党参 10g，白术 10g，茯苓 8g，黄芪 20g，当归 10g，川芎 8g，白芍 10g，熟地黄 15g，大枣 5 枚。

3. 倦怠乏力，腰膝酸软，头晕耳鸣，口干唇燥，舌红苔少，脉细数。（证属"肾阴亏虚"）

   | **方药** | 六味地黄丸加减／熟地黄 20g，山茱萸 12g，枸杞子 12g，怀山药 12g，茯苓 9g，泽泻 9g，牡丹皮 9g。

4. 倦怠乏力，腰膝酸冷，耳轮干枯，畏寒肢冷，舌苔淡白而干，脉沉细无力（证属"阴阳两虚"）。

   | **方药** | 金匮肾气丸加减／熟地黄 24g，山茱萸 12g，枸杞子 12g，怀山药 12g，茯苓 9g，泽泻 9g，牡丹皮 9g，肉桂（后下）6g，附子（先煎）6g。

   辨证论治总结见表 5。

表 5 "疲乏"辨治

主症	兼证特点	舌脉	证型	方药
倦怠乏力，气短懒言	五心烦热，溲赤便秘	舌红少津，苔薄或花剥，脉细数无力	气阴两虚证	七味白术散加减
倦怠乏力，动则益甚	面色苍白，唇甲无华，心悸失眠	舌淡苔薄，脉细弱	气血亏虚证	八珍汤加减
倦怠乏力，腰膝酸软	头晕耳鸣，口干唇燥	舌红苔少，脉细数	肾阴亏虚证	六味地黄丸加减
倦怠乏力，腰膝酸冷	耳轮干枯，畏寒肢冷	舌苔淡白而干，脉沉细无力	阴阳两虚证	金匮肾气丸加减

（五）针刺

主穴：百会、关元、肾俞、足三里、三阴交、太冲。针用平补平泻法。

配穴：气阴两虚证配肺俞、气海，针用补法；气血亏虚证配脾俞、胃俞，针用补法；肾阴亏虚证配太溪、复溜，针用补法；阴阳两虚证配关元、命门，针用补法。

留针 30 分钟，3～5 次/周，2 周为 1 个疗程。

（六）穴位敷贴

药物：黄芪 20g，延胡索 12g，当归 12g，葛根 10g，生地黄 15g，丁香 10g，鸡血藤 10g，柿蒂 10g。

操作：将上述药物研制成粉末状，加入适量蜂蜜、姜汁搅拌成均匀药泥。制成厚度为 2～3mm 的药饼备用。选择脾俞、胃脘下俞、足三里、肾俞、涌泉穴、三阴交等穴位，采用 75%

乙醇清洁消毒上述穴位，待干后将药饼敷于特定穴位，并采用弹性透气型自贴式敷料妥善固定，8小时更换1次（时间可视患者具体情况而定），10天为1个疗程，共2个疗程。

注意事项： 穴位敷贴期间及时间问患者感受，严密观察患者敷贴处和周围皮肤情况，观察敷贴是否妥善固定，出现红肿、破溃及时处理；嘱患者穿着宽松透气鞋袜，按摩三阴交、足三里和涌泉等穴位，5～10分钟/次，2～3次/天。

（七）拔罐

取穴： 取背部河车路（大椎至长强之间）椎命段。

操作： 患者取俯卧位，操作者站在患者头侧。先予适量的凡士林涂抹于患者河车路椎命段上，用普通玻璃中号罐在该段河车路上行罐。首先从左侧膀胱经自上而下，其次沿督脉自下而上，接着从右侧膀胱经自上而下，最后沿督脉自下而上，如此往返，直至局部皮肤潮红。行罐后操作者双手掌心相对，相互快速摩擦30秒，至掌心灼热，俯身在患者腰背部河车路上行全掌擦法，要求直线往返，动作连续，频率约为100次/分，用力要和缓均匀，以摩擦时皮肤不起皱褶为度，直至患者皮肤轻微潮红、发热。操作完后用纸巾将患者皮肤擦拭干净。每次治疗时间共约25分钟，隔天1次，6次为1个疗程（2周），共治疗2个疗程（4周），治疗结束后6周随访。

（八）药膳食疗

1. 气阴两虚证——茯苓糕

食材：粳米 70g，面粉 30g，莲子肉、茯苓各 10g，芡实 50g。可替代部分主食食用。

做法：先将莲子肉、芡实分别以温水泡发，茯苓研末拌匀，再将各种原料混匀，加水上屉蒸熟即成。

2. 气血两虚证——乌鸡参芪熟地黑米粥

食材：乌鸡肉 150g，党参、黄芪各 10g，熟地黄 15g，大枣 10枚，黑米 60g，食盐适量。

做法：先将乌鸡肉洗净后切丁；将党参、黄芪、熟地黄洗净后入锅，加水 600ml，浸透，用文火煎至 250ml，去渣取汁。乌鸡肉、黑米、大枣一起下锅，加水适量，煮至米烂开花，加入药汁，再煮 5 分钟，调入食盐。早、晚食用。

3. 肾阴亏虚证——枸杞炖兔肉

食材：枸杞子 30g，兔肉 150g。

做法：先将兔肉洗净，切成块状与洗净的枸杞子一起放入锅中，加水适量，文火炖煮，兔肉熟烂，加入食盐等调味品即成。当菜佐餐，食兔肉饮汤。

4. 阴阳两虚证——葛根山楂炖牛肉

食材：葛根 25g，山楂 25g，牛肉 150g，绍酒 10g，精盐 3g，白萝卜 250g，葱段 6g，生姜 2g。

做法：先把葛根洗净，切成片；山楂切成片；牛肉洗净，切成2.5cm见方的块；白萝卜切成2.5cm见方的块，将生姜拍松，葱切花。再把葛根、山楂、牛肉、绍酒、白萝卜、生姜、葱、食盐放入炖锅内，加水1 000ml，用旺火烧沸，再用文火炖1小时即成。当菜佐餐，适量食用。

（九）代茶饮

西洋参6g，生黄芪6g，炙甘草6g，陈皮6g，杜仲10g，水煎代茶饮，对不同证型的乏力均有一定的调摄作用。

（十）调护要点

1. 加强糖尿病相关知识健康宣教，如介绍糖尿病的治疗进展，积极对患者进行心理疏导，增强治疗疾病信心，提高医嘱执行依从性，避免急性高血糖、低血糖与血糖波动的发生。

2. 运动干预：进行适度的体育锻炼，时间选择在饭后0.5～1小时进行，强度为低、中强度，每周4～5次以上，每次25～30分钟，或每周运动总时间＞150分钟，以自感微汗、发热为度。

3. 社会支持：对家属进行培训，了解患者心理变化特征，多沟通交流，使患者感受家人的关爱；鼓励患者多参加社会活动，如加入糖尿病病友会、学习血糖控制方法与疲乏管理经验等。

主要参考文献

［1］周敏. 老年 2 型糖尿病病人疲乏现状及影响因素研究［J］. 实用老年医学，2019，33（11）：1094–1097.

［2］梁繁荣，王华. 针灸学［M］. 北京：中国中医药出版社，2016：297–298.

［3］李秀才. 糖尿病养生药膳［M］. 北京：中国医药科技出版社，2018：64–147.

［4］徐远. 中医专家谈糖尿病饮食调养［M］. 沈阳：辽宁科学技术出版社，2010.

六、腹泻

（一）释义

腹泻是糖尿病患者常见症状之一，临床上以排便次数增多，粪质稀薄或完谷不化，甚至泻出如水样物质为主要症状。若发展成慢性腹泻，将严重影响血糖控制及生活质量。腹泻多见于病程长、血糖控制不良的患者，部分患者在服用二甲双胍等药物时，也会出现腹泻等胃肠道症状，可参照本节内容治疗。

（二）现代医学认识

现代医学认为，糖尿病腹泻多与自主神经病变有关，以内脏自主神经病变导致肠道蠕动增快为主，糖尿病相关的电解质紊乱、肠道激素分泌失调、胆汁酸吸收障碍、肠道菌群紊乱等多种因素也参与其中。治疗上主要是控制血糖，以改善饮食及生活方式，配合药物对症处理为主。

本病症应排除降糖药物的胃肠道不良反应，注意与痢疾、胃肠道炎症等引起的腹泻相鉴别。

（三）中医学认识

本病症属于中医学"泄泻"范畴。糖尿病患者由于久病损伤脾胃，脾失健运，湿滞内停，清浊不分，故发为泄泻；同时脾病日久及肾，阴损及阳，致肾阳衰微，不能温运脾土，以致水反为湿，谷反成滞，加剧腹泻。因此糖尿病性腹泻以脾肾两虚为其本，湿滞内停为其标，同时与肝失疏泄也密切相关。

（四）症状辨治

1. 泄泻腹痛，每因情志不畅而发或加重，泻后痛缓，胸胁胀闷，嗳气，舌淡红，苔薄白，脉弦。（证属"肝脾不和"）

   |方药| 痛泻要方加减/白术 10g，白芍 20g，防风 10g，陈皮 10g。

2. 泄泻腹痛，泻下急迫，黏滞不爽，气味臭秽，肛门灼热，小便短黄，烦热口渴，舌红苔黄腻，脉滑数。（证属"湿热内蕴"）

   |方药| 葛根芩连汤加减/葛根 10g，黄芩 6g，黄连 6g，炙甘草 6g。

3. 大便时溏时泻，饮食不慎即发或加重，食后腹胀，纳呆食少，倦怠乏力，四肢不温，舌淡苔白，脉细弱。（证属"脾胃虚弱"）

   |方药| 参苓白术散加减/人参 10g，茯苓 10g，白术 10g，桔梗 10g，山药 10g，甘草 6g，白扁豆 10g，莲子肉 10g，砂仁 10g，薏苡仁 10g。

4. 泄泻，多在黎明前发作，肠鸣即泻，泻下完谷，倦怠乏力，形寒肢冷，腰膝酸软，舌淡苔白，脉沉细无力。（证属"脾肾阳虚"）

   |方药| 附子理中汤加减/炮附子 10g，粳米 10g，半夏

10g，甘草10g，大枣10g，补骨脂10g，肉豆蔻10g，吴茱萸3g，五味子10g，生姜10g。

辨证论治总结见表6。

表6 "腹泻"辨治

主症	兼证特点	舌脉	证型	方药
泄泻腹痛，每因情志不畅而发或加重，泻后痛缓	胸胁胀闷，嗳气	舌淡红，苔薄白，脉弦	肝脾不和证	痛泻要方加减
泄泻腹痛，泻下急迫，黏滞不爽，气味臭秽	肛门灼热，小便短黄，烦热口渴	舌红苔黄腻，脉滑数	湿热内蕴证	葛根芩连汤加减
大便时溏时泻，饮食不慎即发或加重	食后腹胀，纳呆食少，倦怠乏力，四肢不温	舌淡苔白，脉细弱	脾胃虚弱证	参苓白术散加减
泄泻，多在黎明前发作，肠鸣即泻，泻下完谷	倦怠乏力，形寒肢冷，腰膝酸软	舌淡苔白，脉沉细无力	脾肾阳虚证	附子理中汤加减

（五）针刺

主穴：神阙、天枢、大肠俞、上巨虚、阴陵泉。用平补平泻法。

配穴：肝脾不和证加肝俞、脾俞，针用平补平泻法；湿热内蕴证加内庭、曲池，针用泻法；脾胃虚弱证加脾俞、胃俞，针用补法；脾肾阳虚证加脾俞、肾俞，针用补法。

留针30分钟，3～5次/周，2周为1个疗程。

（六）推拿（摩腹法）

操作：全掌以脐为中心，不带动皮下组织，顺、逆次数相等，操作15分钟（经培训后患者自行操作，若有脐周注射胰岛素者，需更换注射部位，间隔胰岛素注射时间不能少于 2 小时)。

（七）耳穴

取穴：内分泌、神门、肾、脾、交感、胃、小肠、大肠。

方法：每次可选取穴位 3 ～ 4 个。使用中药王不留行籽进行贴
　　　压，时间为每次 1 ～ 2 分钟，频率为 6 次 / 天。每 3 天更
　　　换 1 次，双侧耳穴交替治疗。

（八）药膳食疗

1. 肝脾不和证——佛手杂粮粥

食材：佛手 15g，紫苏梗 15g，荞麦 30 ～ 60g。

做法：前两味水煎取汁，荞麦淘净加水煮粥。待粥将熟时，兑入
　　　药汁共煮至熟，调味温服。早、晚各 1 次。

2. 湿热内蕴证——马齿苋燕麦粥

食材：马齿苋 150g，燕麦 100g。

做法：马齿苋洗干净，切成碎段备用。马齿苋与燕麦加水同煮，
　　　旺火烧沸，改用小火煮至粥成，空腹进食。

3. 脾胃虚弱证——四神汤

食材：茯苓 20g，山药 10g，莲子 20g，芡实 20g。

做法：入锅煎汤炖食，熟后加盐少许调味，每天 1 剂，连服
　　　7 ～ 10 天。

（九）代茶饮

1. 草果 6g，白扁豆花 6g，炒薏苡仁 20g，水煎代茶饮。适用于舌胖、苔腻，属脾虚者。

2. 白扁豆 6g，葛根 10g，生甘草 10g，槐花 6g，水煎代茶饮。适用于舌红、苔黄，属湿热者。

（十）调护要点

1. 糖尿病合并慢性腹泻的基础治疗措施 ①控制饮食：糖尿病饮食，少食多餐，合并腹泻者禁食油腻、坚硬不易消化、刺激性及含食物纤维多的食物，如肥肉、生冷瓜果、冷饮等。②合理运动：饭后半小时至 1 小时运动，可采用太极拳、五禽戏、八段锦等传统锻炼功法，适量活动，循序渐进，持之以恒。③心理调摄：保持心情舒畅，调整情绪，树立战胜疾病的信心，配合医师进行合理的治疗和监测。

2. 降糖止泻相结合 在治疗过程中，应在有效控制糖尿病的基础上针对腹泻进行治疗，同时兼顾糖尿病。研究发现，黄连既可降糖、又可止泻，可巧妙配伍党参、附子、木香等。

3. 健脾补肾，辅以升阳固肠止泻 腹泻反复发作，一味健脾补肾并不如愿，需要考虑久病中气下陷，可在辨证基础上加补益中气、涩肠止泻药，常用黄芪、诃子、五味子、乌梅等，少佐温阳之桂枝，使清阳升，脾阳复，泄泻止。

主要参考文献

［1］GOULD M, SELLIN J H. Diabetic diarrhea[J]. Curr Gastroenterol Rep, 2009, 11(5): 354–359.

［2］张静毅，魏军平. 糖尿病腹泻中医诊治研究述评［J］. 中国中医基础医学杂志，2013，19（5）：604–606.

［3］中华中医药学会糖尿病分会. 糖尿病胃肠病中医诊疗标准［J］. 世界中西医结合杂志，2011，6（5）：450–454.

［4］梁繁荣，王华. 针灸学［M］. 北京：中国中医药出版社，2016：237–238.

［5］吴兴全，魏晓光，张红石. 基于固本培元治则的针推结合法治疗糖尿病性腹泻临床观察［J］. 中华中医药杂志，2018，33（12）：5724–5726.

［6］陈力，郑锦清. 针灸结合耳穴贴压治疗2型糖尿病性腹泻的有效性研究［J］. 糖尿病新世界，2021，24（16）：182–185.

［7］施洪飞，方泓. 中医食疗学［M］. 北京：中国中医药出版社，2016.

七、便秘

（一）释义

便秘是糖尿病患者的常见症状之一，可表现为排便困难、排便时间延长；或时间虽不延长，但粪质干结；或粪质不硬，虽有便意，但不畅。便秘不仅不利于血糖控制，还会加重神经、血管、眼病、肾病等并发症的发生，影响患者生活质量。

（二）现代医学认识

现代医学认为，便秘主要与胃肠道自主神经功能紊乱引起的胃肠蠕动减慢、免疫紊乱、慢性炎症、肠道菌群失衡、多重用药等因素有关。目前治疗上主要以泻药和促动力药物及灌肠等方式为主。

本病症应注意与痔疮、肛裂、直肠炎、肠道肿瘤、肠梗阻等疾病引起的便秘相鉴别。

（三）中医学认识

本症属于中医学"便秘"等范畴。多因消渴日久，正气不足，阴、血虚衰，肠道津亏以致大肠传导失司；或气虚大肠传送无力；或阳虚则阴寒凝固、津液不通，影响大肠传导。也可以因外邪入侵，阳明胃肠热结，或情志不畅，气机郁滞，引起排便不畅，但其正气不虚。该病症病位主要在大肠，同时与肺、脾、胃、肝、肾等脏腑相关。

（四）症状辨治

1. 粪便干结，腹胀腹痛，心烦不安，口干口臭，小便短赤，舌红，苔黄燥，脉滑实。（证属"胃肠积热"）

   |方药| 麻仁丸加减/麻仁15g，杏仁9g，枳实12g，大黄（后下）9g，厚朴12g，白芍15g，桃仁12g，郁李仁12g，当归9g。

2. 粪便干结，形体消瘦，口干少津，心烦少眠，舌红苔少，脉细数。（证属"阴虚肠燥"）

   |方药| 增液承气汤加减/大黄（后下）9g、芒硝4.5g、玄参30g、麦冬24g、生地黄30g。

3. 排便困难，面色㿠白，腹中冷痛，得热痛减，畏寒肢冷，小便清长，舌淡苔白，脉沉迟。（证属"阳虚便秘"）

   |方药| 济川煎加减/当归15g、牛膝6g、肉苁蓉9g、泽泻4.5g、升麻3g、枳壳3g。

4. 粪便干结，面色无华，头晕目眩，心悸气短，健忘，口唇色淡，舌淡苔白，脉细。（证属"血虚便秘"）

   |方药| 润肠丸加减/当归20g、生地黄15g、火麻仁15g、桃仁12g、枳壳9g。

5. 排便困难，努挣方出，汗出气短，便后乏力，肢倦懒言，舌淡，苔白，脉弱。（证属"气虚便秘"）

| 方药 | 黄芪汤加减／黄芪 30g、党参 15g、陈皮 10g、火麻仁 10g。

6. 粪便干结，或排便不畅，少腹胀，胸胁满闷，嗳气频作，舌淡，苔白，脉弦。（证属"气滞便秘"）

| 方药 | 通关导滞散加减／木香 10g，槟榔 12g，枳壳 12g，厚朴 12g，大黄（后下）9g，当归 9g。

辨证论治总结见表 7。

表 7 "便秘"辨治

主症	兼证特点	舌脉	证型	方药
粪便干结，	腹胀腹痛，心烦不安，口干口臭，小便短赤	舌红，苔黄燥，脉滑实	胃肠积热证	麻仁丸加减
粪便干结	形体消瘦，口干少津，心烦少眠	舌红苔少，脉细数	阴虚肠燥证	增液承气汤加减
排便困难	面色㿠白，腹中冷痛，得热痛减，畏寒肢冷，小便清长	舌淡苔白，脉沉迟	阳虚便秘证	济川煎加减
粪便干结	面色无华，头晕目眩，心悸气短，健忘，口唇色淡	舌淡苔白，脉细	血虚便秘证	润肠丸加减
排便困难，努挣方出	汗出气短，便后乏力，肢倦懒言	舌淡，苔白，脉弱	气虚便秘证	黄芪汤加减
粪便干结，或排便不畅	少腹胀，胸胁满闷，嗳气频作	舌淡，苔白，脉弦	气滞便秘证	通关导滞散加减

（五）针刺

主穴：大肠俞、天枢、归来、支沟、上巨虚。用平补平泻法。

配穴：热秘配合谷、内庭，捻转得气后，均用泻法；气秘配中脘、太冲，捻转得气后，中脘用补法，太冲用泻法；气虚配脾俞、气海，捻转得气后，均用补法；血虚配足三里、三阴交，捻转得气后，均用补法；阳虚秘配神阙、关元，捻转得气后，均用补法。

留针30分钟，1次/天，7天为1个疗程。

（六）推拿

1. 摩腹法患者取平卧位，保持放松状态，充分暴露腹部；涂抹适量润滑油，操作者用太极手法，以脐作为中心，沿结肠解剖位置，利用掌部力量进行环形推拿，顺时针方向推拿，顺序依次是右下腹（开始）、右上腹、左上腹、左下腹（结束），推拿20次，并以搓抹形式按摩腹部。

2. 一指禅推法

主穴：中脘、天枢、神阙、气海、关元。

操作：运用一指禅推拿上述穴位，再令患者改为俯卧体位，用一指禅推法推拿背部双侧胃俞、脾俞、大肠俞；最后在双侧足三里穴位实施点按。所选诸穴各按摩60秒，30分钟/次，1次/天，5天为1个疗程。注意患者腹部皮肤是否破溃，防止损伤。

（七）耳穴

主穴：神门、内分泌、胰胆，配便秘点（耳轮1区与2区交界内侧面）、大肠、肺。

操作：患者取坐位或平卧位，用75%乙醇棉球消毒耳郭，再用探棒在耳郭的相应区寻找敏感点，然后用王不留行籽，依次对准穴位反应点贴于耳郭内。双耳交替，示指和拇指指腹对捏按压3～5分钟，嘱患者每天按压3～5次，刺激强度以患者感酸胀、灼痛、发热能耐受为度，若耳郭发红、发热则效果更佳。3天1次，每周2次，3周为1个疗程。注意皮肤破溃或有损伤等情况者不宜耳穴治疗。

（八）穴位敷贴

选穴：神阙、双侧天枢、大肠俞。

操作：胃热积滞证：大黄、芒硝、桃仁、枳实、冰片，比例为6：6：3：3：1；阳虚便秘证：肉桂粉、生姜汁，比例为1：1；阴虚肠燥证：黄芪、生地黄、当归、肉苁蓉、枳实，比例为1：1：1：1：1。将中药研成粉末，用温水稀释，与凡士林调成膏状，制成厚约0.5cm、大小约3cm×3cm的药饼，敷于穴位上，敷贴胶布固定，1次/天，2小时/次。5天为1个疗程。

（九）中药灌肠

药物：黄芪15g，芦荟10g，槟榔10g，火麻仁10g。

操作：将以上药物烘干研磨成粉末，应用凡士林10g搅拌熬制

20 分钟，同时加入香油适量（便于注入肛门为宜）。排便后，应用 50ml 注射器通过一次性导尿管注入肛门内，每天 2 次，连续治疗 2 周。

（十）药膳食疗

1. 阳虚便秘证——薤白黑米粥

食材：薤白 20g，黑米 100g。

做法：上述食材同肉类入锅煎汤炖食，熟后适量调味，1 次 / 天，连服 10 天。

2. 胃肠积热证——麻仁荞麦粥

食材：火麻仁（研碎）20g，荞麦 100g。

做法：上述食材同肉类入锅煎汤炖食，熟后适量调味，1 次 / 天，连服 10 天。

（十一）代茶饮

1. 决明子 10g，牛蒡子 10g，火麻仁 10g，杏仁 6g，水煎代茶饮。适用于大便干燥、舌红苔黄，属热证者。

2. 生黄芪 6g，肉苁蓉 10g，郁李仁 10g，紫苏子 10g，炙甘草 6g，水煎代茶饮。适用于排便无力，属虚证者。

（十二）调护要点

1. 饮食适度增加高纤维食物以刺激肠壁，增强大肠蠕动，促进排便。

2. 养成每天定时排便的习惯，有助于改善便秘。

3. 保证饮水量，最好每天在 2 000ml 以上。

主要参考文献

［1］王芳. 益气养阴润肠方治疗气阴两虚型糖尿病便秘的临床疗效观察 ［D］. 武汉：湖北中医药大学，2019.

［2］陈志霞，王剑波，吴克明. 中医药治疗糖尿病性便秘的研究进展［J］. 中国医学工程，2015，23（10）：211-212.

［3］胡敏. 中医外治法干预社区糖尿病便秘的临床研究［J］. 中医外治杂志，2020，29（2）：11-12.

八、腹胀

（一）释义

腹胀是糖尿病患者常见的病症之一，是指反复发作的腹部胀满感、压迫感或者气体堵胀感。其多以主观感觉为主，通常患者有较长糖尿病病史。本病症可伴有恶心呕吐、食欲不振、不排气等症状，矢气后便觉舒畅。

（二）现代医学认识

现代医学认为，糖尿病性腹胀与高血糖等代谢紊乱、神经病变、血清胃肠激素异常、微血管病变等机制有关。临床上多选用甲氧氯普胺、多潘立酮等促胃动力药物对症处理。

本病症应注意与胃肠道疾病、肝胆胰腺等病变引起的腹胀相鉴别。

（三）中医学认识

本病症属于中医学"痞满"范畴，其临床表现多样。实证多为气滞、湿热、食滞之证；虚证多为脾胃气虚、虚寒或阴津亏虚之证；虚实夹杂多为寒热错杂之证。本病症与平素饮食不节、恣食生冷、过食油腻或过食苦寒伤中之品，伤及脾胃关系密切。

（四）症状辨治

1. 脘腹胀满，喜温喜按，纳差食少，肢体倦怠，神疲乏力，大便稀溏，舌淡苔白，脉沉缓或弱。（证属"脾胃虚弱"）

   |方药| 补中益气汤加减 / 党参 15g，黄芪 15g，炒白术 10g，炙甘草 6g，陈皮 10g，木香 6g，厚朴 6g。

2. 胃脘胀满，胸闷嗳气，恶心呕吐，大便不爽，得嗳气、矢气则舒，舌红苔薄白，脉弦。（证属"肝胃不和"）

   |方药| 柴胡疏肝散加减 / 柴胡 6g，枳壳 10g，香附 10g，陈皮 6g，佛手 15g，白芍 10g，茯苓 15g，砂仁（后下）6g，半夏 6g，炒麦芽 15g，炙甘草 6g。

3. 脘腹胀满，遇冷加重，嗳气泛酸，纳呆，口干口苦，肢冷便溏，舌淡，苔白或微黄，脉弦或缓。（证属"寒热错杂"）

   |方药| 半夏泻心汤合枳术汤加减 / 半夏 9g，黄芩 6g，干姜 6g，党参 6g，炙甘草 6g，黄连 3g，大枣 4 枚，枳实 6g，白术 6g。

4. 脘腹胀闷，食后加重，口干咽燥，饥不欲食，时有干呕，呃逆，舌红少津，苔薄黄，脉细数。（证属"胃阴不足"）

   |方药| 益胃汤加减 / 麦冬 12g，沙参 10g，炙甘草 6g，生地黄 10g，山药 10g，玉竹 10g，扁豆 15g。

5. 腹胀拒按，食后尤甚，嗳腐吞酸，厌食欲呕，大便臭秽，舌

苔厚腻，脉滑实。（证属"饮食停滞"）

| **方药** | 保和丸加减 / 神曲15g，炒山楂20g，法半夏9g，陈皮9g，连翘10g，茯苓15g，炒白术9g，炒枳实10g，炒莱菔子10g，黄连9g，生大黄（后下）12g，枳实10g。

辨证论治总结见表8。

表8 "腹胀"辨治

主症	兼证特点	舌脉	证型	方药
脘腹胀满，喜温喜按	纳差食少，肢体倦怠，神疲乏力，大便稀溏	舌淡苔白，脉沉缓或弱	脾胃虚弱证	补中益气汤加减
胃脘胀满，胸闷嗳气	恶心呕吐，大便不爽，得嗳气、矢气则舒	舌红苔薄白，脉弦	肝胃不和证	柴胡疏肝散加减
脘腹胀满，遇冷加重	嗳气泛酸，纳呆，口干口苦，肢冷便溏	舌淡，苔白或微黄，脉弦或缓	寒热错杂证	半夏泻心汤合枳术汤加减
脘腹胀闷，食后加重	口干咽燥，饥不欲食，时有干呕，呃逆	舌红少津，苔薄黄，脉细数	胃阴不足证	益胃汤加减
腹胀拒按，食后尤甚	嗳腐吞酸，厌食欲呕，大便臭秽	舌苔厚腻，脉滑实	饮食停滞证	保和丸加减

（五）针刺

选穴：双侧足三里、中脘、天枢穴。

操作：足三里、中脘用补法，天枢用平补平泻法。先进行常规消毒，采用循经导气法针刺穴位，得气后产生酸、胀、麻感，沿着足阳明胃经方向，从足三里自下向上进行按揉，直到腹部，每天行 2 ～ 3 次。关节部位先采用叩法，再使用短毫针刺激，直到出现酸、胀、麻等感觉。

留针 30 分钟，1 次 / 天，7 天为 1 个疗程。

（六）推拿

1. 推拿按摩：患者取平卧位，嘱双膝屈曲，操作者以脐为中心，用适度力量沿肠道解剖走行方向顺时针按摩 10 分钟。

2. 穴位按摩：选取内关、足三里、中脘、三阴交、双侧天枢穴位，拇指指腹对上述穴位进行按摩，每个穴位按摩 2 分钟，按压中脘穴时向外辐射 2cm，力度由轻至重，出现酸、胀、麻痛感后轻揉 5 秒。

（七）耳穴

主穴：神门、内分泌、胰胆。

配穴：三焦、腹、大肠。

操作：患者取坐位或平卧位，用 75% 乙醇棉球消毒耳郭，再用探棒在耳郭的相应区寻找敏感点，然后用王不留行籽，依次对准穴位反应点贴于耳郭内。双耳交替，示指和拇指指腹对捏按压 1 ～ 2 分钟，嘱患者每天按压 3 ～ 5 次，刺激强度以患者感酸胀、灼痛、发热能耐受为度，若耳郭发红、发热则效果更佳。3 天 1 次，每周 2 次，3 周为 1 个疗程。注意皮肤破溃或有损伤等情况者不宜耳穴治疗。

（八）中药外敷

药材：芒硝 1 000 ～ 2 000g。

操作：制作 50cm×50cm 大小纱布袋 1 个，将芒硝 1 000 ～ 2 000g 装入袋中，平铺脐周腹壁，胶带固定。袋上放置 60cm×60cm 布垫，1 ～ 2 小时后更换芒硝袋。（每次外敷 2 ～ 4 小时，每天 1 次，5 天为 1 个疗程。）

（九）穴位敷贴

药材：大黄若干。

操作：将大黄研为细末，用食醋稀释，调糊制成厚约 0.5cm、大小约 3cm×3cm 的药饼，外敷足底涌泉穴后胶布固定。每次 8 小时（时间可视患者具体情况而定），每天 1 次，5 天为 1 个疗程。

（十）药膳食疗

1. 脾胃虚弱证——参芪薏苡仁黑米粥

食材：党参 12g，黄芪 20g，炒薏苡仁 60g，黑米 60g。

做法：将党参、黄芪、炒薏苡仁、黑米洗净，以冷水泡透，全部用料加入锅内，清水适量，文火熬成粥。

2. 胃阴不足证——玉液羹

食材：茯苓粉 30g，天花粉、知母各 15g，生鸡内金粉、五味子、葛根粉各 10g，黄芪 20g。

做法：先将黄芪、知母、五味子加水 500ml，煎煮去渣；后将茯苓粉、葛根粉、天花粉、鸡内金粉用冷水调糊，于药液沸腾时倒入搅拌为羹。

（十一）代茶饮

1. 党参 10g，白豆蔻 6g，荜茇 6g，炙甘草 6g，水煎代茶饮。适用于乏力、舌胖，属虚证者。

2. 莱菔子 10g，神曲 10g，焦山楂 10g，炒麦芽 10g，桔梗 6g，水煎代茶饮。适用于饱闷、嗳腐、舌苔厚，属实证者。

（十二）调护要点

1. 糖尿病性腹胀，通过改善不良的饮食与生活习惯，如减少摄入洋葱、生姜、生蒜、薯类、甜食、豆类、面食等易腹胀的食物，可以有效减少及预防腹胀的复发。

2. 规律运动锻炼，养成定期排便的习惯，有助于改善腹胀。

3. 用药时注意积极治疗原发病，尽可能地减少使用导致腹胀的药物。

主要参考文献

［1］中华中医药学会脾胃病分会. 消化系统常见病功能性腹胀中医诊疗指南（基层医生版）［J］. 中华中医药杂志，2019，34（9）：4148-4153.

［2］白颖，丛佳林，田文杨，等. 浅析糖尿病胃轻瘫的发病机制［J］. 现代中西医结合杂志，2018，279（35）：3982-3986.

［3］仝小林. 糖尿病并发症中医诊疗学［M］. 北京：科学出版社，2018：237-238.

［4］辛志成，裴绍钰，孙景涛，等. 采用背俞功能带推拿治疗消渴病腹胀的效果观察［J］. 当代医药论丛，2019，17（01）：185-186.

［5］徐远. 中医专家谈糖尿病饮食调养［M］. 沈阳：辽宁科学技术出版社，2010.

九、口臭

（一）释义

口臭是发生在口腔及其附近器官的异常气味，包括咽喉、消化道等经口传递的臭味。

（二）现代医学认识

现代医学认为口臭与口腔及邻近器官的微生物感染及其发酵作用相关。糖尿病患者口臭与龋齿、牙周疾病、胃肠疾病、幽门螺杆菌（Hp）及糖尿病酮症酸中毒等因素相关。

本病症应注意和萎缩性鼻炎、副鼻窦炎、化脓性扁桃体炎等鼻咽部疾病，节食、吸烟、有机磷中毒等疾病引起的口臭相鉴别。

（三）中医学认识

中医学认为口内臭秽或口苦、口黏多属胃火偏盛。口臭多由恣食滋腻甜品，饮食不节或肝胆郁热等阻塞中焦以致脾胃运化失常、气机不畅引起。糖尿病患者常因长期过食肥甘厚味、辛辣香燥之品，损伤脾胃，致脾胃运化失职，积热内蕴，化燥伤阴津，甚则寒热错杂，而导致口臭不止。

（四）症状辨治

1. 口臭或口疮，消谷善饥，牙龈肿痛，喜冷饮，舌红苔薄黄，脉数。（证属"胃火炽盛"）

   |方药| 清胃散加减／黄连6g，生地黄12g，牡丹皮9g，当归9g，升麻6g。

2. 口臭，口苦咽干，渴喜冷饮，心烦易怒，两胁胀痛，头痛头晕，目眩目赤，小便黄，大便干结，舌边尖红，舌苔黄，脉弦数。（证属"肝胆郁热"）

   |方药| 龙胆泻肝汤加减／龙胆6g，黄芩9g，栀子9g，柴胡6g，当归6g，生地黄15g，车前子9g，木通6g，泽泻12g。

3. 口臭，口黏泛恶，不思饮食，脘腹胀满，大便黏滞不爽，舌红苔黄腻，脉弦数或滑数。（证属"脾胃湿热"）

   |方药| 清中汤加减／黄连3g，栀子9g，姜半夏9g，陈皮9g，茯苓15g，白豆蔻9g，甘草3g。

4. 口臭口苦，脘腹胀满，嗳腐吞酸，小便短赤，大便干结，舌苔黄厚腻，脉滑数。（证属"食积腑实"）

   |方药| 枳实导滞丸加减／枳实9g，神曲15g，生大黄（后下）9g，黄芩9g，黄连6g，白术9g，茯苓15g，泽泻9g。

5. 口臭口苦，咽干，头晕耳鸣，腰膝酸软，心烦失眠，烘热汗出，形体消瘦，舌红少苔，脉沉细数。（证属"阴虚火旺"）

|方药|　知柏地黄丸加减／知母9g，黄柏9g，熟地黄15g，山

茱萸9g，山药15g，茯苓15g，泽泻9g，牡丹皮9g。

辨证论治总结见表9。

表9　"口臭"辨治

主症	兼证特点	舌脉	证型	方药
口臭或口疮	消谷善饥，牙龈肿痛，喜冷饮	舌红苔薄黄，脉数	胃火炽盛证	清胃散加减
口臭，口苦咽干	渴喜冷饮，心烦易怒，两胁胀痛，头痛头晕，目眩目赤，小便黄，大便干结	舌边尖红，舌苔黄，脉弦数	肝胆郁热证	龙胆泻肝汤加减
口臭，口黏泛恶	不思饮食，脘腹胀满，大便黏滞不爽	舌红苔黄腻，脉弦数或滑数	脾胃湿热	清中汤加减
口臭口苦	脘腹胀满，嗳腐吞酸，小便短赤，大便干结	舌苔黄厚腻，脉滑数	食积腑实证	枳实导滞丸加减
口臭口苦，咽干	头晕耳鸣，腰膝酸软，心烦失眠，烘热汗出，形体消瘦	舌红少苔，脉沉细数	阴虚火旺证	知柏地黄丸加减

（五）针刺

主穴：地仓、颊车、内庭。用泻法。

配穴：胃火炽盛证取内庭、合谷、大陵，针用泻法；肝胆郁热证取
太冲、阳陵泉、足临泣，针用泻法；脾胃湿热取上脘、中
脘、天枢、曲池，针用泻法；食积腑实证取中脘、足三里、
中庭，针用泻法；阴虚火旺证取太溪、三阴交，针用泻法。

均留针 20 分钟，1 次 / 天，7 天为 1 个疗程。

（六）中药漱口

藿香、佩兰、大黄等单味药煎汁，时时漱口，每日不限次数。

（七）耳穴

主穴：神门、内分泌、胰胆。

配穴：口、肾、脾。

操作：患者取坐位或平卧位，用 75% 乙醇棉球消毒耳郭，再用探棒在耳郭的相应区寻找敏感点，然后用王不留行籽，依次对准穴位反应点贴于耳郭内。双耳交替，示指和拇指指腹对捏按压 1～2 分钟，嘱患者每天按压 3～5 次，刺激强度以患者感酸胀、灼痛、发热能耐受为度，若耳郭发红、发热则效果更佳。3 天 1 次，每周 2 次，3 周为 1 个疗程。注意皮肤破溃或有损伤等情况者不宜耳穴治疗。

（八）代茶饮

芦根 10g，蒲公英 10g，马齿苋 10g，荷叶 3g，麦冬 10g，生甘草 6g，水煎代茶饮。

（九）调护要点

1. 坚持每天早晚定时刷牙，保持口腔环境清洁，去除局部刺激因素，如牙石、不良修复体、用口呼吸、食物嵌塞等。

2. 加强血糖控制，定期进行口腔检查有助于口腔病变的治疗。

3. 漱口有助于降低舌面和唾液的细菌含量，可选用能抑制舌表面微生物生长的漱口液。

主要参考文献

[1] 中华医学会糖尿病分会. 中国 2 型糖尿病防治指南（2020 年版）[J]. 中华糖尿病杂志，2021，375-376.

[2] 张绮霞. 糖尿病与牙周病的关系 [J]. 中国实用医药，2009，4（20）：249-251.

[3] 宗敏，王涛. 牙周病与糖尿病的相关机制的研究进展 [J]. 中国实用医药，2012，7（8）：36-37.

十、食欲下降

（一）释义

食欲下降是指不想进食或进食量显著减少的一种病症。糖尿病患者常因血糖控制不佳出现进食量减少、食欲下降的现象。长期食欲减退、呕吐的患者，可出现消瘦、营养不良、体重明显减轻等症状，甚至出现恶病质状态。

（二）现代医学认识

现代医学认为，长期高血糖状态会抑制饥饿素和食欲肽通路的表达，从而导致食欲下降。糖尿病性自主神经病变会导致胃肠道蠕动减弱，出现食欲不振的症状，或合并腹胀、腹痛、恶心、进食后呕吐等症状的出现。某些降糖药物（如二甲双胍、阿卡波糖等）具有胃肠道的不良反应，也会引起食欲下降。

本病症应注意与如食管肿瘤、胃肠疾病引起的食欲下降相鉴别。

（三）中医学认识

中医学认为"脾气通于口，脾和则口能知五味谷矣"。消渴病病程日久，耗气伤阴；脾阳不足，脾胃运化功能下降；脾虚无力推动气血津液运行及不能正常运化水谷，使气血津液阻滞及饮食积滞化热，导致胃失和降，故而食欲下降。

（四）症状辨治

1. 食欲下降，口干唇燥，大便或稀或干，手足心热，舌红少津，苔少或无，脉细无力。（证属"脾阴不足"）

   |方药| 资生汤加减／山药 30g，玄参 10g，白术 10g，鸡内金 6g，牛蒡子 10g。

2. 饥不欲食，口燥咽干，嘈杂嗳气，时有干呕，大便干，小便少，舌红少津，苔少或剥脱苔，脉细数。（证属"胃阴不足"）

   |方药| 麦门冬汤加减／麦冬 30g，法半夏 6g，党参 10g，甘草 6g，大枣 4 枚，粳米 3g。

3. 食欲下降，口淡无味，食后腹胀，大便稀，倦怠乏力，舌淡苔薄白，脉虚弱。（证属"脾胃虚弱"）

   |方药| 异功散加减／党参 10g，茯苓 10g，白术 10g，陈皮 6g，甘草 6g。

4. 食欲下降，口不渴，喜温食，大便清稀或夹不消化食物，形寒怕冷，四肢不温，舌淡胖，苔白滑，脉沉迟无力。（证属"脾胃虚寒"）

   |方药| 理中汤加减／党参 10g，白术 10g，干姜 10g，甘草 6g。

   辨证论治总结见表 10。

表10 "食欲下降"辨治

主症	兼证特点	舌脉	证型	方药
食欲下降，口干唇燥	大便或稀或干，手足心热	舌红少津，苔少或无，脉细无力	脾阴不足证	资生汤加减
饥不欲食，口燥咽干，嘈杂嗳气	时有干呕，大便干，小便少	舌红少津，苔少或剥脱苔，脉细数	胃阴不足证	麦门冬汤加减
食欲下降，口淡无味，食后腹胀	大便稀，倦怠乏力	舌淡苔薄白，脉虚弱	脾胃虚弱证	异功散加减
食欲下降，口不渴，喜温食	大便清稀或夹不消化食物，形寒怕冷，四肢不温	舌淡胖，苔白滑，脉沉迟无力	脾胃虚寒证	理中汤加减

（五）针灸

主穴：中脘、足三里、合谷、建里、梁门，建里、梁门用平补平泻法，其余均用补法。

配穴：脾阴不足、胃阴不足证配三阴交，用补法；脾胃虚弱证配脾俞、胃俞，均用补法；脾胃虚寒证配关元，用补法，且配合脐灸，按1∶1∶1的比例将干姜、肉桂、吴茱萸研磨混合，并用黄酒和开，制成4cm×2cm药饼，放置于神阙穴，再放置艾炷，点燃，连续灸10壮。

30分钟/小时，1次/天，7天为1个疗程。

（六）耳穴

主穴：神门、内分泌、胰胆。

配穴：脾、胃、小肠。

操作：患者取坐位或平卧位，用 75% 乙醇棉球消毒耳郭，再用探棒在耳郭的相应区寻找敏感点，然后用王不留行籽，依次对准穴位反应点贴于耳郭内。双耳交替，示指和拇指指腹对捏按压 3～5 分钟，嘱患者每天按压 3～5 次，刺激强度以患者感酸胀、灼痛、发热能耐受为度，若耳郭发红、发热则效果更佳。3 天 1 次，每周 2 次，3 周为 1 个疗程。注意皮肤破溃或有损伤等情况者不宜耳穴治疗。

（七）药膳食疗

1. 脾胃虚寒证——良姜炖鸡汤

食材：高良姜 10g，陈皮 6g，公鸡 1 只，葱、姜等调料。

做法：公鸡去毛、内脏，洗净，与高良姜、陈皮、葱、姜一起加水煎汤炖食，1 次 / 天，连服 10 天。

2. 脾胃虚弱证——四神汤

食材：茯苓、葛根、莲子、芡实各 15g，排骨 200g。

做法：上述食材加水煎汤炖食，熟后适量调味。1 次 / 天，连服 10 天。

3. 胃阴不足证——玉竹黑米粥

食材：玉竹 20g，黑米 100g。

做法：上述食材加水熬粥炖食，熟后适量调味。1 次 / 天，连服 10 天。

（八）代茶饮

1. 沙参 10g，麦冬 10g，石斛 6g，党参 6g，炙甘草 6g，焦山楂 10g，陈皮 6g，水煎代茶饮。适用于伴有口干、舌红、少津，属阴虚者。

2. 党参 10g，白豆蔻 6g，肉豆蔻 6g，佛手 6g，焦山楂 10g，炙甘草 6g，水煎代茶饮。适用于伴有口淡无味、便溏、畏寒，属阳虚者。

（九）调护要点

1. 应注意烹调易于消化吸收的菜肴，常更换菜肴品种，注重色香味，以增加食欲。注意细嚼慢咽。

2. 应注意选用易吸收、清淡食物，忌油腻、厚味、生冷、大热、收涩、滞气碍胃之品。

主要参考文献

［1］张军. 消化疾病症状鉴别诊断学［M］. 北京：科学出版社，2009：68-75.

［2］王泽，王秋虹，林兰. 林兰教授治疗糖尿病胃轻瘫经验拾粹［J］. 四川中医，2019，37（07）：8-11.

［3］张仲景. 伤寒杂病论［M］. 北京：人民卫生出版社，2005.

十一、失眠

（一）释义

失眠是糖尿病患者常见病症之一，是指尽管有合适的睡眠机会和睡眠环境，依然对睡眠时间和 / 或质量感到不满足，并且影响日间社会功能的一种主观体验。主要症状表现为入睡困难（＞30 分钟）、睡眠维持障碍（整夜觉醒次数≥2 次）、早醒、睡眠质量下降和总睡眠时间减少（通常少于 6 小时），同时伴有日间功能障碍。常合并焦虑、烦躁、抑郁等负面情绪。

（二）现代医学认识

现代医学认为，糖尿病患者可由于代谢紊乱，抑郁、焦虑等心理障碍及躯体不适症状等因素导致失眠。夜间高血糖或低血糖，可使患者睡眠期间出现做噩梦、烦躁不安或呼喊，而影响睡眠。治疗目前主要以应用右佐匹克隆、地西泮等镇静催眠类药物及曲唑酮、氟哌噻吨美利曲辛片等抗焦虑抑郁药物缓解症状为主。

（三）中医学认识

本病症属于中医学"不寐"范畴。中医学认为失眠是由心神失养或心神不安所致。消渴病日久，易耗气伤血，影响心血运行，以致心神失养，故而不寐。病患消渴者，易兼痰湿、血瘀，或肝郁化火、痰热扰心等，阻遏气血，而致失眠。

（四）症状辨治

1. 失眠多梦，急躁易怒，头晕头胀，目赤耳鸣，口干口苦，便秘尿黄，舌红苔黄，脉弦数。（证属"肝郁化火"）

   方药 龙胆泻肝汤加减/龙胆6g，黄芩10g，栀子10g，柴胡6g，生地黄20g，泽泻10g，北沙参10g，柏子仁20g，当归6g，甘草6g。

2. 失眠日久，躁扰不宁，夜多惊梦，面色青黄，头胸疼痛反复，如针刺不移，唇暗或两目暗黑，舌暗红、舌面有瘀点，脉涩或弦紧。（证属"瘀血内阻"）

   方药 血府逐瘀汤加减/当归10g，生地黄20g，桃仁10g，红花8g，川芎10g，柴胡10g，桔梗10g，川牛膝15g，枳实10g，赤芍10g，炙甘草10g，香附6g。

3. 失眠多梦，易醒，醒后难入睡，心悸健忘，头晕，倦怠无力，面色萎黄，口淡无味，腹胀食少，便溏，舌淡苔薄，脉细无力。（证属"心脾两虚"）

   方药 归脾汤加减/太子参20g，白术10g，黄芪20g，当归10g，茯神20g，远志10g，酸枣仁20g，黄精20g，木香6g，大枣10g。

4. 失眠多梦，入睡困难，心烦心悸，头晕耳鸣，腰膝酸软，潮热盗汗，五心烦热，口干，男子遗精，女子月经不调，舌红少苔，脉细数。(证属"心肾不交")

|**方药**| 左归丸加减/熟地黄30g，山药10g，山茱萸20g，菟丝子10g，枸杞子10g，鹿角胶10g，龟甲胶10g，川牛膝10g，茯神20g，酸枣仁20g。

5. 失眠，多噩梦，易惊醒，平素易受惊紧张，倦怠乏力，气短汗出，舌淡，脉弦细。(证属"心胆气虚")

|**方药**| 安神定志丸合酸枣仁汤加减/太子参20g，茯神20g，茯苓10g，石菖蒲10g，远志10g，龙齿15g，酸枣仁20g，知母10g，川芎6g，黄精10g，炙甘草10g。

6. 失眠，心烦，口苦，胸闷脘痞，泛恶嗳气，头重目眩，舌偏红，苔黄腻，脉滑数。(证属"痰热扰心")

|**方药**| 黄连温胆汤加减/黄连6g、竹茹12g、枳实6g、半夏6g、陈皮6g、甘草3g、生姜6g、茯苓10g。

辨证论治总结见表11。

表11 "失眠"辨治

主症	兼证特点	舌脉	证型	方药
失眠多梦，急躁易怒	头晕头胀，目赤耳鸣，口干口苦，便秘尿黄	舌红苔黄，脉弦数	肝郁化火证	龙胆泻肝汤加减
失眠日久，躁扰不宁，夜多惊梦	面色青黄，头胸疼痛反复，如针刺不移，唇暗或两目暗黑	舌暗红、舌面有瘀点，脉涩或弦紧	瘀血内阻证	血府逐瘀汤加减
失眠多梦，易醒，醒后难入睡	心悸健忘，头晕，倦怠无力，面色萎黄，口淡无味，腹胀食少，便溏	舌淡苔薄，脉细无力	心脾两虚证	归脾汤加减

主症	兼证特点	舌脉	证型	方药
失眠多梦，入睡困难	心烦心悸，头晕耳鸣，腰膝酸软，潮热盗汗，五心烦热，口干，男子遗精，女子月经不调	舌红少苔，脉细数	心肾不交证	左归丸加减
失眠，多噩梦，易惊醒	平素易受惊紧张，倦怠乏力，气短汗出	舌淡，脉弦细	心胆气虚证	安神定志丸合酸枣仁汤加减
失眠，心烦	口苦，胸闷脘痞，泛恶嗳气，头重目眩	舌偏红，苔黄腻，脉滑数	痰热扰心证	黄连温胆汤加减

（五）针刺

主穴：百会、印堂、四神聪、神门、安眠。用平补平泻法。

配穴：肝郁化火证配太冲、合谷、行间，针用泻法；照海、申脉、三阴交，针用补法。痰热扰心证配照海、三阴交、太冲、丰隆，针用平补平泻手法，申脉用泻法。心脾两虚证配安眠、三阴交、足三里，针用平补平泻法。瘀血内阻证配内关、血海、足三里、三阴交、合谷、太冲，针用平补平泻法。心肾不交证配心俞、肾俞，针用泻法，太溪用补法。心胆气虚证配照海、申脉、三阴交、心俞、胆俞，针用平补平泻。

均留针30分钟，1次/天，7天为1个疗程。

（六）推拿

患者取仰卧位，选用按摩油（或薰衣草精油加基础油稀释），操作者位于患者头顶侧进行穴位推拿。每步骤约1分钟，进行

5 个来回，全程约 30 分钟。

推拿步骤如下。①开天门：两拇指以自下而上交替直推，由眉心（印堂穴）按揉至百会（两眉中间至前百会成一直线）；②推坎宫：双手大鱼际及拇指自印堂沿眉向眉梢成一横线分推至太阳穴；③揉太阳：拇指指端揉按太阳穴；④揉百会：拇指按或揉；⑤勾风池，压安眠：以中指指端由风池勾至安眠处做按压；⑥勾廉泉：双手中指由安眠穴顺势勾至下颌廉泉穴，以中指指端勾按；⑦按承浆：以示指固定下颌，拇指按压承浆穴；⑧揉涌泉：用示指关节点揉涌泉。

气息导引：推拿过程中播放舒缓的音乐，引导患者紧闭双目，以意念放松全身心，缓慢做腹式呼吸，使呼吸深长、自然、匀细，保持在 12 ～ 15 次 / 分钟。

注意事项：注意患者面部皮肤是否破溃，推拿时掌握力度，避免损伤。

（七）耳穴

主穴：神门、交感、皮质下。

配穴：肝郁化火证配肝、胆、心；心脾两虚证加脾、心；痰热扰心证配心、肝、内分泌；心肾不交证配心、肾，外加耳郭敏感点及阳性反应区；心胆气虚证配心、胆、三焦。心经有热，热扰心神者可加耳尖穴放血。

操作：患者取坐位或平卧位，用 75% 乙醇棉球消毒耳郭，再用探棒在耳郭的相应区寻找敏感点，然后用王不留行籽，依次对准穴位反应点贴于耳郭内。双耳交替，示指和拇指指腹对捏按压 1 ～ 2 分钟，嘱患者每天按压 3 ～ 5 次，刺激强度以患者感酸胀、灼痛、发热能耐受为度，若耳郭发红、发热则效果更佳。失眠患者若伴头晕头痛、急躁易怒、急性病症用重手法，儿童、年老体弱、倦怠纳差者用轻手法。3 天 1 次，每周 2 次，3 周为 1 个疗程。注意皮肤破溃或有损伤等情况者不宜耳穴治疗。

（八）穴位敷贴

药物：吴茱萸若干。

操作：将吴茱萸研磨成细粉过筛，取适量药粉添加白醋，调制成膏糊状，制成厚约 0.5cm、大小约 3cm×3cm 的药饼。睡前温水泡足 20 分钟，再将药饼贴在双侧涌泉穴（位于足底部，蜷足时足前部凹陷处，约足底第 2、3 跖趾缝纹头端与足跟连线的前 1/3 与后 2/3 交点上），敷贴好，适度按压刺激穴位 1 分钟，以有酸胀感为度，每晚 20 时至次日晨 8 时为贴敷时间，留置 8 ～ 12 小时（可视具体情况而定），随后取下贴敷药物，用卫生纸将足底擦干净。注意足部皮肤过敏及破溃情况，防止贴敷时间过长造成不良反应。（1 次 / 天，5 天为 1 个疗程。适用于心肾不交证不寐患者。）

（九）中药足浴

药材：首乌藤 30g，远志 30g，合欢皮 30g，石菖蒲 10g，赤芍 10g，肉桂 5g，黄连 10g。此为基本方。

操作：水煎后取汁，睡前 20 分钟左右浸泡双足。在浸泡的同时对小腿的三阴交穴、太溪穴点按 100 次，交换点按，力度适中，以点按酸、胀、微痛为宜，足浴过程中，水温控制在 38℃左右，患者自觉后背发潮或者额头微微出汗即可，避免药液温度过高，防止烫伤。（30 分钟/次，1 次/天，5 天为 1 个疗程。）

（十）药膳食疗

1. 心脾两虚证——桂莲杞枣汤

食材：桂圆 50g，莲子心 10g，枸杞子 30g，大枣 10 枚，鸡肉 150g，食盐、姜适量。

做法：先将上述药品浸泡后，再将肉类入锅炖 1～2 小时，可自行调味。每天 1 次，7～10 天 1 个疗程。

2. 心肾不交证——百参麦耳汤

食材：干百合 20g，西洋参 6g，麦冬 10g，银耳 30g。

做法：上述食材入锅煎汤炖食，熟后适量调味。每天 1 次，7～10 天 1 个疗程。

（十一）养生功法

心身桩是由杨叔禹主任创立的一种运动锻炼功法，是在站桩静功基础上，融入八段锦部分动作，以增加肌肉阻抗，达到"动静结合，心身合一"的目的。其具有易学易练的特点，没有场地和器具要求。练习后可微微汗出，神清气爽，心身舒畅。心身桩基本动作如下。

1. 起式　全身放松，收心凝神，直立平视，双臂下垂，两足并拢（见图 1）。

2. 站桩　重心在右，左脚开步，与肩同宽，足尖微收。屈膝下蹲，双臂前举，十指相对，胸前抱球。头正颈松，虚领顶劲，双目微闭，舌抵上腭。含胸拔背，沉肩坠肘，收腹敛臀，松腰竖脊，收膝圆裆。足趾抓地，如树扎根（见图2）。头顶上拔，双足下吸，前后对争。从头到足，自上而下，逐一放松，调形同时，进入调息，腹式呼吸，长吐长吸，呼吸吐纳5～9次。双手下按，缓缓下蹲，进入动功（见图3）。

3. 上下举石　吐气下蹲，双手下捞（见图4）。吸气捞石，缓缓起身，捧至胸前（见图5），举过头顶（见图6），重复5遍，双臂下落，腹前抱球（见图7）。

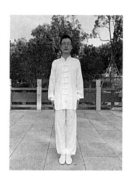

图 1　起式

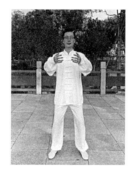

图 2　站桩

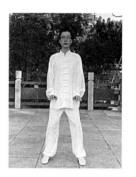

图 3　下按

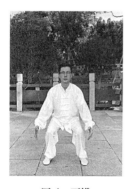

图 4　下捞

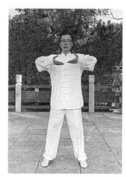

图 5　上托

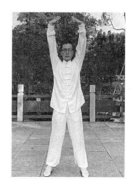

图 6　上举

4. 左右顾盼　吸气旋臂外展，转头左顾（见图8），目视左指，呼气缓缓回正（见图9）；旋臂外展，转头右盼（见图10），目视右指，缓缓回正（见图11）。重复5遍。

5. 揉腹建中　两手打开，缓缓下落，叠放脐下关元（见图12），顺时揉腹5遍。

6. 行礼　双臂下落，左脚收步，鞠躬行礼（见图13）。

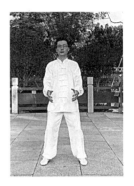

图7　抱球

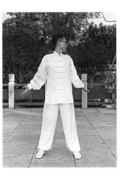

图8　左顾

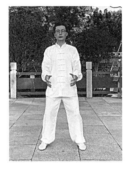

图9　回正

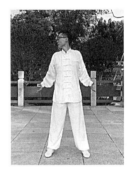

图10　右盼

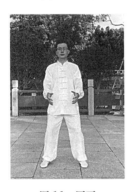

图11　回正

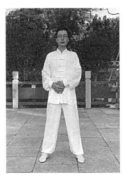

图12　揉腹

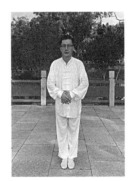

图13　行礼

（十二）代茶饮

1. 淡竹叶 3g，竹茹 10g，百合 10g，炒酸枣仁 6g，水煎代茶饮。适用于伴有心烦、口苦，属实证者。

2. 麦冬 10g，五味子 6g，炒酸枣仁 10g，龙眼肉 10g，炒麦芽 10g，水煎代茶饮。适用于伴有神疲乏力，脉细，属虚证者。

（十三）调护要点

1. 可通过浴足、足底按摩、耳穴压豆等中医特色护理手段进行干预。

2. 音乐疗法有助于缓解思想负担，保障情绪稳定。

3. 医护及家属应积极与患者沟通，通过交流的形式引导患者调节负性情绪。

4. 定期进行健康知识教育，有助于患者建立治疗信心。

主要参考文献

［1］张鹏，李雁鹏，吴惠涓，等. 中国成人失眠诊断与治疗指南（2017 版）［J］. 中华神经科杂志，2018，51（05）：324-335.

［2］周仲瑛. 中医内科学［M］. 北京：中国中医药出版社，2007：146-152.

［3］吴小薇. 常规针刺联合梅花针治疗心胆气虚型失眠的临床疗效研究［D］. 广州：广州中医药大学，2020.

［4］金金，徐东娥，陈紫君，等. 引阳入阴推拿联合耳穴埋豆对脑卒中后失眠、焦虑及抑郁的干预效果［J］. 中国现代医生，2021，59（27）：168-171.

［5］陆晓秀. 吴茱萸贴敷涌泉穴治疗心肾不交型失眠的临床应用［J］. 临床医药文献电子杂志，2018，5（95）：171.

［6］谢海娟，姚菊峰，苗芙. 耳穴贴压配合中药泡脚及药枕联合治疗失眠的

临床效果观察［J］. 中西医结合护理（中英文），2017，3（08）：62–64.

［7］杨敏，李玲，王佳琪，等. 社区 2 型糖尿病合并失眠患者中医证型研究［J］. 河南中医，2015，35（1）：104–105.

［8］罗丹婷. 应用中医护理干预对 2 型糖尿病失眠患者血糖、睡眠质量的影响［J］. 世界睡眠医学杂志，2019，6（5）：570–571.

十二、焦虑抑郁

（一）释义

焦虑抑郁是糖尿病患者的常见症状之一，主要表现为在糖尿病诊疗过程中较长一段时间内出现的过于紧张、担心、着急、害怕、低落、压抑，以及对事物淡漠等情绪。高血糖状态可能影响情绪，出现焦虑或抑郁，不稳定的情绪状态也会影响血糖控制，从而形成恶性循环。

注：此处所述"焦虑"和"抑郁"术语主要是指焦虑和抑郁状态，即严重程度达中等或以上，超出患者所能承受的程度或自我调整能力，对其生活和社会功能造成影响，但这种焦虑、抑郁并不一定达到或符合精神障碍的具体诊断标准。

（二）现代医学认识

现代医学认为，焦虑抑郁和糖尿病的发生发展互为因果，是去甲肾上腺素、5-羟色胺及多巴胺三种神经递质共同作用导致的较为复杂的病症，可能与内分泌和神经功能紊乱有密切关系，同时与糖脂代谢紊乱、糖尿病病程及并发症等因素有关。目前主要通过抗抑郁、抗焦虑药物治疗，但存在不同程度的不良反应及依赖性。

（三）中医学认识

本病症属于中医学"郁病"等范畴，其发生与情志抑郁关系密切，多因七情内伤致使气机不畅，出现湿、痰、热、食、瘀等病理产物，导致心、脾、肾等脏腑功能失调，而发为郁证。

（四）症状辨治

1. 精神抑郁，情绪不宁，善太息，胸胁胀痛，痛无定处，脘闷嗳气，不思饮食，舌淡红，苔薄腻，脉弦。（证属"肝气郁结"）

   | 方药 | 柴胡疏肝散加减/柴胡6g，陈皮6g，川芎5g，芍药5g，枳壳5g，香附5g，炙甘草3g。

2. 急躁易怒，胸胀闷，口干口苦，头痛目赤，耳鸣，便秘，舌红，苔黄，脉弦数。（证属"气郁化火"）

   | 方药 | 丹栀逍遥散加减/牡丹皮10g，炒栀子8g，茯苓10g，炒白术10g，薄荷（后下）3g，炙甘草6g，柴胡8g，炒白芍10g，当归8g，龙胆10g，大黄（后下）3g，黄连3g，吴茱萸3g，菊花10g，钩藤（后下）10g，刺蒺藜10g。

3. 情绪郁闷，咽中不适，如有物哽塞，咯之不出，咽之不下，胸闷胁痛，舌红，苔白腻，脉弦滑。（证属"气滞痰凝"）

   | 方药 | 半夏厚朴汤加减/半夏12g，茯苓12g，厚朴9g，生姜15g，紫苏叶6g，柴胡6g，白术12g，白芍12g，当归10g，生甘草10g，薄荷（后下）10g，煨姜10g，海蛤壳15g，紫菀10g，贝母10g，陈皮6g。

4. 精神恍惚，心神不宁，多疑易惊，悲忧善哭，喜怒无常，或时时欠伸，或手舞足蹈，骂詈喊叫，舌淡，苔薄白，脉弦。（证属"忧郁伤神"）

   | **方药** | 甘麦大枣汤加减 / 甘草 10g，淮小麦 30g，大枣 10枚，酸枣仁 30g，柏子仁 10g，茯神 10g，龙骨 15g，牡蛎 15g，当归 10g，白芍 10g。

5. 多思善疑，头晕神疲，心悸胆怯，失眠健忘，纳差，面色不华，舌淡，苔薄白，脉细。（证属"心脾两虚"）

   | **方药** | 归脾汤加减 / 白术 9g，当归 9g，茯神 9g，黄芪 12g，远志 6g，龙眼肉 12g，酸枣仁 12g，人参 6g，木香 6g，炙甘草 3g，生姜 6g，大枣 3枚。

6. 情绪不宁，心悸健忘，失眠多梦，五心烦热，盗汗，口干，舌红少津，脉细数。（证属"心肾阴虚"）

   | **方药** | 天王补心丹合六味地黄丸加减 / 党参 15g，茯苓 15g，玄参 15g，丹参 15g，桔梗 15g，远志 15g，当归（酒浸）15g，五味子 15g，麦冬 15g，柏子仁 30g，酸枣仁 30g，生地黄 20g，熟地黄 20g，山药 20g，牡丹皮 6g，泽泻 10g，山茱萸 10g，黄连 3g，肉桂（后下）3g。

   辨证论治总结见表 12。

表12 "焦虑抑郁"辨治

主症	兼证特点	舌脉	证型	方药
精神抑郁,情绪不宁,不善太息	胸胁胀痛,痛无定处,脘闷嗳气,不思饮食	舌淡红,苔薄腻,脉弦	肝气郁结证	柴胡疏肝散加减
急躁易怒,胸胀闷	口干口苦,头痛目赤,耳鸣,便秘	舌红,苔黄,脉弦数	气郁化火证	丹栀逍遥散加减
情绪郁闷	咽中不适,如有物哽塞,咯之不出,咽之不下,胸闷胁痛	舌红,苔白腻,脉弦滑	气滞痰凝证	半夏厚朴汤加减
精神恍惚,心神不宁,多疑易惊,悲忧善哭,喜怒无常	或时时欠伸,或手舞足蹈,骂詈喊叫	舌淡,苔薄白,脉弦	忧郁伤神证	甘麦大枣汤加减
多思善疑	头晕神疲,心悸胆怯,失眠健忘,纳差,面色不华	舌淡,苔薄白,脉细	心脾两虚证	归脾汤加减
情绪不宁	心悸健忘,失眠多梦,五心烦热,盗汗,口干	舌红少津,脉细数	心肾阴虚证	天王补心丹合六味地黄丸加减

(五)针刺

主穴:百会、印堂、神门、太冲、内关、膻中。用平补平泻法。

配穴:肝气郁结配期门、肝俞,针用泻法;气郁化火配行间、侠溪,针用泻法;咽部异物哽塞感明显者配天突、照海,针用平补平泻法;忧郁伤神配通里、心俞,针用平补平泻法;心脾两虚配心俞、脾俞,针用补法;心肾阴虚配心俞、肾俞,针用补法。

留针30分钟,3～5次/周,2周为1个疗程。

（六）耳穴

取穴：心、枕、皮质下、肝、内分泌、神门。

操作：每次选 3～5 穴，毫针刺，留针 20 分钟。恢复期可用埋
针法或压丸法。

（七）药膳食疗

1. 肝气郁结证——萝卜炒猪肝

食材：白萝卜 150g，猪肝 80g，植物油、香油、食盐、大葱、味
精、淀粉适量。

做法：白萝卜、猪肝切片，先以油煸炒白萝卜至八成熟，盛置盘
中；再以植物油炒猪肝 2～3 分钟，然后倒入萝卜再一起
炒，将熟，加入食盐、大葱、味精、淀粉，稍煸炒，淋入
香油，即可食用。

2. 气郁化火证——柴胡决明子荞麦粥

食材：柴胡 15g，决明子 20g，菊花 15g，甘草 10g，荞麦 100g。

做法：柴胡、决明子、菊花三味水煎，去渣取汁，与荞麦煮粥。
每天 1 剂，分 2 次服用。

3. 忧郁伤神证——醪糟食疗方

食材：柚子皮（去白）、青木香、川芎各等份。

做法：将上述药物制成细末，每煮醪糟 1 小碗，兑入药末 5g 左
右，温服。

4. 心脾两虚证——猪心茯神汤

食材：新鲜猪心 1 枚，面粉、食盐适量，茯神 15g，龙眼肉 20g，柏子仁 15g，大枣 10 枚。

做法：将猪心洗净，剔除筋膜，在少量面粉中滚一下，放置 1 小时，以去除异味。再次洗净，放入砂锅中，加入适量的水，用旺火煮沸，撇去浮沫。将其余中药及少量食盐加入砂锅中，文火煮 1 小时。待汤汁浓稠时，将中药捞出，即可食肉饮汤。

5. 心肾阴虚证——甲鱼百合红枣汤

食材：甲鱼 1 只（250g 左右），百合 30g，大枣 10 枚。

做法：将甲鱼去壳及内脏，切成块状，洗净，用清水稍煮，然后放进百合、大枣，继续熬煮，直至甲鱼肉烂熟，药物煮透为度，最后加少量冰糖炖化，温服。

总之，糖尿病合并焦虑抑郁患者饮食宜注意以下几个方面。

（1）宜食疏肝理气、帮助消化的食物，如橘子、陈皮、山楂片等。

（2）宜食宁心安神、促进睡眠的食物，如小米、大枣、核桃、桂圆、牛奶、莲子等。

（3）宜食性凉平、容易消化的食物，如冬瓜、丝瓜、莲藕、百合、莲子、梨子等。

（4）避免进食大量韭菜、大葱、大蒜、辣椒、胡椒、茴香、羊肉及各类油炸食品等。

（八）放松训练

在安静环境下，让患者取最舒适的姿势放松身体，指导其进行深呼吸训练、全身分段肌肉放松训练，做放松操，每天早、晚各 10 ～ 15 分钟。

（九）心理干预

请专业的医疗人员积极与患者沟通，给予患者支持和鼓励，与糖尿病教育相结合，进行心理疏导，以此帮助患者改变不良认知和进行认知重建。具体方法包括说理开导法、转移注意法、静志安神法、怡悦开怀法。

（十）养生功法

心身桩是杨叔禹教授团队在传统养生功法八段锦、站桩的基础上编排的养生功法（详见"十一、失眠"相关内容）。长期坚持心身桩锻炼，对糖尿病患者血糖的控制和生活质量的提高有良好作用，还可以改善糖尿病合并焦虑抑郁患者的情况。

（十一）音乐疗法

合并焦虑抑郁的糖尿病患者在治疗上应多重视疏肝理气，可选择与肝主要对应的角调式音乐，如《中国传统五行音乐》。《江南好》《庄周梦蝶》《春风得意》《春之声圆舞曲》和《江南丝竹乐》等音乐也可选用。每晚睡前选取 2 ～ 3 首曲子，聆听 1 次，每次持续 30 分钟。

（十二）代茶饮

1. 竹叶 3g，百合 10g，决明子 10g，炙甘草 6g，夏枯草 6g，水煎代茶饮。适用于焦躁不安、易怒、舌红苔黄，属实证者。

2. 淮小麦 30g，炙甘草 10g，大枣 10g，淡竹叶 3g，水煎代茶饮。适用于情绪抑郁、低落、沉默，属虚证者。

（十三）调护要点

1. 除糖尿病的常规治疗之外，定期专业的心理治疗与护理干预有助于改善抑郁及焦虑情绪。

2. 应密切观察患者在接受治疗期间的情绪改变，通过倾听、交流、医患相互协作等方式引导患者倾诉内心的困惑及感受。

3. 合理宣教，向患者普及糖尿病的有关知识，改良患者的生活方式，帮助患者重建信心。

主要参考文献

［1］孔学礼. 精神病学［M］. 高等教育出版社，2013：325-326.

［2］中华医学会糖尿病学分会. 中国 2 型糖尿病防治指南（2017 年版）［J］. 中国实用内科杂志，2018，38（4）：292-344.

［3］杨龚晓晓，孙子林，袁勇贵. 糖尿病教育中的心理干预技术进展［J］. 中华糖尿病杂志，2014，6（6）：417-420.

［4］XU Y, TONG G, LEE J Y. Investigation on the association between diabetes distress and productivity among patients with uncontrolled type 2 diabetes mellitus in the primary healthcare institutions[J]. Prim Care Diabetes, 2020, 14(5): 538-544.

[5] HALLIDAY J A, SPEIGHT J, BENNET A, et al. The diabetes and emotional health handbook and toolkit for health professionals supporting adults with type 1 and

type 2 diabetes: Formative evaluation [J]. JMIR Form Res, 2020, 4(2): 150–157.

[6] 张伟，王毓瑾. 认知行为疗法对 2 型糖尿病合并抑郁和焦虑患者的疗效 [J]. 国际精神病学杂志，2019，46（6）：1099–1101.

[7] 刘娟，马建伟. 糖尿病合并抑郁、焦虑症的中西医研究现状 [J]. 解放军医药杂志，2015，27（9）：47–52.

[8] 迟静，万梅，陈晨，等. 音乐放松疗法对糖尿病视网膜病变焦虑抑郁情绪、应对方式及生活质量的干预效果 [J]. 国际精神病学杂志，2017，44（2）：332–336.

十三、汗症

（一）释义

汗症是糖尿病常见的自主神经病变症状之一，多因交感神经兴奋失调、汗腺功能失常而出现汗液排泄异常的表现，包含自汗和盗汗两种。长期汗出过多有可能导致电解质紊乱，还会加重病情。

（二）现代医学认识

现代医学认为汗腺分泌与交感神经关系密切。长期高血糖等代谢紊乱及血管病变所引起的交感神经兴奋失调是汗出异常的机制之一。

本病症应注意排除甲状腺功能亢进症、垂体功能减退等内分泌疾病及结核、肿瘤等疾病引起的汗出异常。

（三）中医学认识

本症属于中医学"汗证"范畴，其病位在肺、胃、肾，以阴虚燥热为本，消渴初发者，饮食无节，损伤脾胃，内生痰浊水湿，郁积化热，或五志过极化火，煎熬脏腑阴液，而蒸腾汗出；消渴日久，阴液干涸，气无所依，同时阴亏阳亢，化火食气，阴液不能内藏，外泄为汗。

（四）症状辨治

1. 自汗，以头、胸部汗出为主，可兼见肢体酸楚或身体微热，舌淡苔薄白，脉浮缓。（证属"营卫不和"）

   |方药| 桂枝汤加减／桂枝 9g，白芍 9g，炙甘草 6g，生姜 9g，大枣 3 枚。

2. 自汗恶风，活动后加重，易于感冒，神疲乏力，面色少华，舌淡苔薄白，脉弱。（证属"卫表不固"）

   |方药| 玉屏风散加减／黄芪 30g，防风 15g，白术 10g。

3. 盗汗，或有自汗，五心烦热，腰膝酸软，口干不多饮，或兼午后潮热，两颧潮红，舌红少苔，脉细数。（证属"阴虚火旺"）

   |方药| 当归六黄汤加减／当归、生地黄、熟地黄、黄芩、黄柏、黄连各 6g，黄芪 12g。

4. 头部蒸蒸汗出，口腻口渴，身热不扬，身体困重，舌红苔黄腻，脉濡数或滑数。（证属"湿热蕴蒸"）

   |方药| 三仁汤加减／杏仁 10g，白蔻仁 6g，薏苡仁 18g，厚朴 6g，半夏 10g，通草 6g，滑石 18g，竹叶 6g。

5. 头面手足蒸蒸汗出，多饮多食或兼烦热，恶热喜冷，口渴喜冷饮，小便黄赤，大便干结，舌红，苔黄而干，脉滑数或虚数。（证属"肺胃热盛"）

   |方药| 白虎加人参汤加减／知母 15g，生石膏 30g，甘草

10g，粳米 10g，人参 10g。

辨证论治总结见表 13。

表 13 "汗症"辨治

主症	兼证特点	舌脉	证型	方药
自汗，以头、胸部汗出为主	肢体酸楚或身体微热	舌淡苔薄白，脉浮缓	营卫不和证	桂枝汤加减
自汗恶风，活动后加重	易于感冒，神疲乏力，面色少华	舌淡苔薄白，脉弱	卫表不固证	玉屏风散加减
盗汗，或有自汗	五心烦热，腰膝酸软，口干不多饮，或兼午后潮热，两颧潮红	舌红少苔，脉细数	阴虚火旺证	当归六黄汤加减
头部蒸蒸汗出	口腻口渴，身热不扬，身体困重	舌红苔黄腻，脉濡数或滑数	湿热蕴蒸证	三仁汤加减
头面手足蒸蒸汗出	多饮多食或兼烦热，恶热喜冷，口渴喜冷饮，小便黄赤，大便干结	舌红，苔黄而干，脉滑数或虚数	肺胃热盛证	白虎加人参汤加减

（五）针刺

自汗：取合谷、复溜穴，合谷针用泻法，复溜针用补法。

盗汗：取太溪、三阴交、内关、阴郄穴，太溪、三阴交、内关针用补法，阴郄针用泻法。

　　留针 30 分钟，3～5 次 / 周，2 周为 1 个疗程。

（六）耳穴

选穴：心、肺、神门、肾、肝、皮质下、交感。

操作：操作者评估、消毒双耳皮肤，取上述穴位进行按压，按压
　　　程度以患者能耐受为主。每天按压 3 ～ 5 次，每次 1 ～ 2
　　　分钟，隔天更换左右耳，10 次为 1 个疗程。

（七）脐疗

五倍子为末，以温水调，填脐中，外用纱布固定之，用于盗汗。

（八）扑粉

1. 轻粉方　川芎、藁本、白芷各 30g，米粉 50g。上药为
末，用绢袋包裹，将皮肤擦干后，将此粉适量扑于汗出较多的体
表，用于汗出过多者。

2. 红粉方　麻黄根、煅牡蛎各 30g，煅赤石脂、煅龙骨各
15g。上药为末，用绢袋包裹，将皮肤擦干后，将此粉适量扑于
汗出较多的体表，用于自汗过多者。

（九）药膳食疗

1. 肺胃热盛证——二瓜汤
食材：苦瓜、黄瓜、芹菜各 10 ～ 15g，西瓜皮 10g。
做法：将上述食材洗净，切块，加适量清水，炖汤服用。

2. 卫表不固证——黄精炒黄鳝
食材：黄精 20 ～ 50g，黄鳝 100 ～ 150g，食盐、葱、姜等调料适量。
做法：将黄鳝收拾干净切段，黄精洗净切块，净锅上火，下入
　　　黄鳝、黄精，焖炖 5 ～ 10 分钟后，调入食盐、葱、姜等，
　　　翻炒，熟后可食。

（十）代茶饮

1. 生牡蛎 30g，麦冬 10g，五味子 10g，乌梅 6g，炙甘草 6g，水煎代茶饮。适用于伴有口渴欲饮、便燥、舌红，属实热证者。

2. 生黄芪 6g，党参 6g，麦冬 10g，五味子 6g，乌梅 3g，陈皮 3g，覆盆子 6g，水煎代茶饮。适用于伴有乏力、畏寒，属虚证者。

（十一）调护要点

1. 糖尿病合并多汗的患者需密切注意对血糖的控制，良好的血糖水平有助于多汗症状的改善，提高患者生活质量。

2. 在日常生活中应注意避免劳倦，要劳逸结合，作息规律，勤洗澡，更换衣被，保持心情舒畅。

3. 加强身体锻炼，增强体质，运动时应注意避免汗出受凉，及时补充水分。

4. 饮食上要注意少食辛辣刺激性食物，多吃新鲜蔬菜、水果和富含维生素等营养的食物。每天多饮水，可适当加盐，维持水和电解质平衡。

主要参考文献

[1] 李显筑，郭力，王丹，等. 糖尿病泌汗异常中医诊疗标准 [J]. 世界中西医结合杂志，2011，6（03）：274–276.

[2] 苏宁，倪青. 糖尿病中医精准护理方案：中医护理路径与适宜技术操作 [M]. 科学技术文献出版社，2017：305.

十四、水肿

（一）释义

水肿，又称浮肿，是指体内水液滞留，泛滥肌肤，出现头面、眼睑、四肢、腹背，甚至全身浮肿的一种病症，与糖尿病的各种慢性并发症有关。其与糖尿病肾病关系最为密切，是糖尿病肾病常见的临床表现之一，多见于糖尿病肾病Ⅳ期、Ⅴ期，常伴有大量蛋白尿、低蛋白血症等肾病综合征表现。

（二）现代医学认识

现代医学认为糖尿病肾病是导致糖尿病患者下肢水肿的最常见原因。长期高血糖致肾小动脉玻璃样变、肾小球硬化、肾小球间的系膜区扩增，引起肾小球滤过率下降、蛋白尿，血浆蛋白降低，造成水钠潴留，形成水肿。同时糖尿病心脏病、糖尿病神经性水肿及糖尿病并发血管病变、营养不良和肥胖等也会引起水肿。

（三）中医学认识

本症属于中医学"水肿"范畴，与肺、脾、肾及膀胱等脏腑关系密切。肺失宣降通调，脾失健运，肾失开阖，膀胱气化失常，导致体内水液潴留，泛滥肌肤。消渴久病入络，血行不畅而致血脉瘀滞，使三焦不利，水道不通，致水湿内停。

（四）症状辨治

1. 肢体浮肿，神疲乏力，气短懒言，平素易感冒，口干，五心烦热，心烦失眠，或午后低热，自汗、盗汗、便秘，舌淡，苔薄黄或少苔，脉沉细或数。（证属"气阴两虚、水湿内聚"）

   |方药| 参芪地黄汤加减 / 党参 15g，黄芪 30g，茯苓 15g，熟地黄 15g，山药 15g，山茱萸 10g，牡丹皮 15g，泽泻 10g，丹参 20g。

2. 面足浮肿，神疲乏力，气短懒言，腰膝酸软，头晕耳鸣，脘腹胀满，食少纳呆，大便不实，夜尿多，舌淡胖，边有齿痕，苔薄白，脉沉细。（证属"脾肾气虚、水湿不化"）

   |方药| 参苓白术散加减 / 人参 10g，茯苓 30g，白术 10g，白扁豆 6g，陈皮 10g，山药 15g，莲子 15g，砂仁 15g，薏苡仁 15g，山茱萸 15g，生地黄 15g，泽泻 15g。

3. 面足浮肿，神疲乏力，气短懒言，腰膝酸软，畏寒肢冷，腰部冷痛，脘腹胀满，食少纳呆，大便不实，夜尿清长，舌胖暗，有齿痕，脉沉细无力。（证属"脾肾阳虚、水湿泛滥"）

   |方药| 真武汤合实脾饮加减 / 大腹皮 6g，茯苓 15g，白术 10g，炙甘草 3g，木瓜 6g，附子（先煎）6g，草豆蔻 3g，木香 3g，厚朴 6g，干姜 5g，党参 15g，白芍 10g，丹参 20g。

4. 面足浮肿，神疲乏力，气短懒言，腰膝酸软，畏寒肢冷，五心烦热，口干咽燥，阳痿早泄，妇女月经不调，尿少或尿闭，大便或干或溏，舌胖有裂纹，苔白，脉沉细无力。（证属"阴阳两虚、水湿内停"）

   |方药| 济生肾气丸加减/生地黄 15g，山药 15g，山茱萸 10g，牡丹皮 10g，茯苓 30g，泽泻 30g，附子（先煎）5g，桂枝 10g，川牛膝 15g，车前子 30g。

5. 面足浮肿，口唇色暗或面色黧黑，或肌肤甲错，肢体麻木，舌暗有瘀斑瘀点，脉沉涩或细涩。（证属"瘀血内阻、水液停滞"）

   |方药| 桃红四物汤加减/桃仁 6g，红花 6g，川芎 9g，当归 12g，白芍 10g，熟地黄 10g，茯苓 15g，猪苓 10g，炒白术 10g。

6. 肢体浮肿，下肢为甚，心悸怔忡，形寒肢冷，小便不利，神疲乏力，腰膝酸冷，唇甲青紫，舌淡紫，苔白滑，脉弱。（证属"心肾阳虚、水湿内停"）

   |方药| 真武汤合保元汤加减/党参 10g，制附子（先煎）9g，黄芪 15g，肉桂（后下）6g，炙甘草 6g，熟地黄 10g，山茱萸 10g，茯苓 30g，炒白术 10g，白芍 10g，生姜 10g，车前子 30g，猪苓 15g。

辨证论治总结见表 14。

表14 "水肿"辨治

主症	兼证特点	舌脉	证型	方药
肢体浮肿	神疲乏力，气短懒言，平素易感冒、口干，五心烦热，心烦失眠，或午后低热，自汗、盗汗，便秘	舌淡，苔薄黄或少苔，脉沉细或数	气阴两虚、水湿内聚证	参芪地黄汤加减
面足浮肿，神疲乏力，气短懒言，腰膝酸软	头晕耳鸣，脘腹胀满，食少纳呆，大便不实，夜尿多	舌淡胖，边有齿痕，苔薄白，脉沉细	脾肾气虚、水湿不化证	参苓白术散加减
	畏寒肢冷，脘腹胀满，食少纳呆，大便不实，夜尿清长	舌胖暗，有齿痕，脉沉细无力	脾肾阳虚、水湿泛滥证	真武汤合实脾饮加减
	畏寒肢冷，五心烦热，口干咽燥，阳痿早泄，妇女月经不调，尿少或尿闭，大便或干或溏	舌胖有裂纹，苔白，脉沉细无力	阴阳两虚、水湿内停证	济生肾气丸加减
面足浮肿	口唇色暗或面色黧黑，或肌肤甲错，肢体麻木	舌暗有瘀斑瘀点，脉沉涩或细涩	瘀血内阻、水液停滞证	桃红四物汤加减
肢体浮肿，下肢为甚	心悸怔忡，形寒肢冷，小便不利，神疲乏力，腰膝酸冷，唇甲青紫	舌淡紫，苔白滑，脉弱	心肾阳虚、水湿内停证	真武汤合保元汤加减

（五）针刺

取穴：夹脊、胃脘下俞、期门、章门、中脘、天枢、地机、太溪。

针具选择：夹脊穴用2寸毫针，余穴用3寸毫针。

操作：第7颈椎至第5腰椎夹脊穴，以45°向脊中线刺入
　　　0.5～1.0寸。分两组（隔1椎取1穴），2组交替，其余

穴位正常针刺,行提插补泻法。(3周为1个疗程)

(六)耳穴

主穴:神门、内分泌、胰胆。

配穴:脾、肾、膀胱。

操作:患者取坐位或平卧位,用75%乙醇棉球消毒耳郭,再用探棒在耳郭的相应区寻找敏感点,然后用王不留行籽,依次对准穴位反应点贴于耳郭内。双耳交替,示指和拇指指腹对捏按压3~5分钟,嘱患者每天按压3~5次,刺激强度以患者感酸胀、灼痛、发热能耐受为度,若耳郭发红、发热则效果更佳。3天1次,每周2次,3周为1个疗程。注意皮肤破溃或有损伤等情况者不宜耳穴治疗。

(七)穴位敷贴

商陆30g,用姜汁或黄酒调匀,制成厚约0.5cm、大小约3cm×3cm的药饼。敷神阙穴,外盖纱布,贴胶布以固定,8小时/次(可视患者具体情况而定),1次/天,5天为1个疗程。

(八)中药足浴

药物:大腹皮10g,黄芪30g,木瓜10g,当归20g,白术15g,红花10g,干姜15g,桂枝20g,玉米须30g,炮附片20g,益母草50g,茯苓20g。

操作:加水2 000ml煎煮,泡洗足部水温38℃左右。30分钟/次,1~2次/天,5天为1个疗程。

（九）药膳食疗

1. 气阴两虚、水湿内聚证——黄芪木瓜鲤鱼汤

食材：鲤鱼 250g（1 条），黄芪 15g，木瓜 20g，赤小豆 30g，砂仁 6g，生姜 10g，葱白 3 根。

做法：上述食材洗净后一同煎煮。每周 1 ～ 3 次。

2. 脾肾气虚、水湿不化证——黄芪黑米粥

食材：黄芪 50g，黑豆 20g，大枣 5 ～ 7 枚，黑米 50g。

做法：黄芪入水煮，约 15 分钟后去渣取汁，再将黑豆、大枣、黑米同入汁中熬粥。当早餐或晚餐食。1 次 / 天，连服 10 天。

3. 脾肾阳虚、水湿泛滥证——茯苓黑米粥

食材：茯苓 15g，栗子 10 个，黑米 30 ～ 50g。

做法：洗净后先煮茯苓取汁，再煮栗子、黑米熬烂成粥。1 次 / 天。

（十）代茶饮

生黄芪 10g，白茅根 20g，玉米须 20g，山茱萸 10g，炙甘草 6g，水煎代茶饮。

（十一）调护要点

1. 中医方面，在治疗中可标本兼顾，根据患者的具体情况辨证论治，因人制宜，往往可配合针灸、灌肠、耳针、足浴、按摩等其他特色疗法，提高疗效。但治疗水肿一症时，不能只求速效而滥用攻逐之品，忌见水治水，过用利水诸法；有标实本虚者应注意标本兼顾，使其祛邪不伤正，扶正不留邪。

2. 糖尿病肾病患者，应注意优质低蛋白、富含维生素饮食，植物蛋白如豆类食品应限制摄入；水肿和高血压患者应限制钠盐的摄入。

3. 营养不良者应避免严格限制饮食，可适当给予营养补充。在膳食上可多给予健脾养胃、温补脾肾之品，如黄芪粥、菌类等。

主要参考文献

[1] 邝贺龄，胡品津. 内科疾病鉴别诊断学 [M]. 第6版. 北京：人民卫生出版社，2020.

[2] 巩振东，刘春莹. 糖尿病肾病水肿的中医药治疗研究进展 [J]. 现代中医药，2015，35（02）：79–82.

[3] 良石，赵建英. 糖尿病并发症健康食谱 [M]. 长春：吉林科学技术出版社，2009.

十五、眩晕

（一）释义

眩晕是糖尿病患者，尤其是其发生低血糖时常见的症状之一，常常与不规律降糖、饮食不规律等因素相关。本病症多以头晕、眼花为主要临床表现，轻者闭目即止，重者如坐车船，旋转不定，不能站立。

（二）现代医学的认识

现代医学认为，糖尿病自主神经病变伴有下肢血管及内脏血管收缩功能不良，或肾功能受损体液向组织间隙转移等原因，使体位改变时不能维持足够的血容量，引发直立性低血压而引起眩晕，需要排除与低血糖相关的眩晕。

本病症应注意与周围性眩晕、中枢性眩晕、视性眩晕、药源性眩晕、精神心理性眩晕及全身疾病相关性眩晕等进行鉴别。

（三）中医学认识

本病症属于中医学"眩晕"范畴。其病位在清窍，由气血亏虚、肾精不足致脑髓空虚，清窍失养，或肝阳上亢、痰火上逆、瘀血阻窍而扰动清窍发生眩晕，病位与肝、脾、肾三脏关系密切。眩晕病因病机多样丰富，常相互影响，相互转化，虽以虚者居多，但临床不乏虚实夹杂者。

（四）症状辨治

1. 头晕耳鸣，头目胀痛，遇烦劳郁怒加重，甚则仆倒，且急躁易怒，体瘦，目赤口干，肢麻震颤，少寐多梦，舌红苔薄黄，脉弦数。（证属"风阳上亢"）

   ｜方药｜ 天麻钩藤饮加减/天麻9g，钩藤（后下）12g，生石决明（先煎）12g，栀子9g，黄芩9g，川牛膝15g，杜仲9g，益母草9g，桑寄生9g，首乌藤9g，茯神9g。

2. 头晕，头重昏蒙，或伴视物旋转，胸闷恶心，呕吐痰涎，食少多寐，体胖，口渴引饮，但不解渴，或口干不欲饮，舌淡苔白腻，脉濡滑。（证属"痰湿中阻"）

   ｜方药｜ 半夏白术天麻汤加减/天麻9g，半夏9g，炒白术10g，橘红6g，茯苓20g，甘草6g。

3. 头晕，动则加剧，劳累即发，体瘦，能食与便溏并见，或饮食减少，面色苍白，倦怠，心悸少寐，舌淡苔薄白，脉细弱。（证属"气血亏虚"）

   ｜方药｜ 归脾汤加减/黄芪15g，党参15g，茯神20g，炒白术10g，当归10g，炙甘草6g，生姜1片，大枣10g，龙眼肉6g，远志10g，酸枣仁15g，木香6g。

4. 头晕，日久不愈，精神萎靡，腰膝酸软，少寐多梦，健忘，两目干涩，视力减退，或遗精滑泄，耳鸣齿摇；或颧红咽干，五心烦热，舌红少苔，脉细数，脉弱尺甚。（证属"肾精不足"）

方药 ①左归丸加减 / 熟地黄 20g，山药 10g，枸杞子10g，山茱萸 10g，川牛膝 10g，菟丝子 10g，鹿角胶 10g，龟甲胶 10g。②右归丸加减 / 熟地黄 10g，制附子（先煎）6g，肉桂（后下）9g，山药 10g，山茱萸 10g，菟丝子 15g，鹿角胶 10g，枸杞子10g，当归 10g，杜仲 10g。

5. 消渴日久，头目眩晕，身体筋肉瞤动，站立不稳，小便不利，浮肿，腰以下为甚；四肢沉重疼痛，畏寒肢厥，心下悸动不宁，舌淡胖、边有齿痕，舌苔白滑，脉沉细。（证属"肾虚水泛"）

方药 真武汤合苓桂术甘汤加减 / 茯苓 20g，芍药 10g，生姜 1 片，制附子（先煎）6g，炒白术 10g，桂枝10g，炙甘草 6g。

6. 头晕，颠顶疼痛如锥刺，健忘失眠，心悸，耳鸣耳聋，肢体麻木，口干面暗，舌暗有瘀斑，脉涩或细涩。（证属"瘀血阻窍证"）

方药 通窍活血汤加减 / 桃仁 7g，红花 6g，赤芍 10g，川芎10g，白芷 10g，大枣 10g，生姜 1 片，葱白 3 根。

辨证论治总结见表 15。

表15 "眩晕"辨治

主症	兼证特点	舌脉	证型	方药
头晕耳鸣，头目胀痛，遇烦劳郁怒加重，甚则仆倒	急躁易怒，体瘦，目赤口干，肢麻震颤，少寐多梦	舌红苔薄黄，脉弦数	风阳上亢证	天麻钩藤饮加减
头晕，头重昏蒙，或伴视物旋转	胸闷恶心，呕吐痰涎，食少多寐，体胖，口渴引饮，饮而不解，或口干不欲饮。	舌淡苔白腻，脉濡滑	痰湿中阻证	半夏白术天麻汤加减
头晕，动则加剧，劳累即发	体瘦，能食与便溏并见，或饮食减少，面色苍白，倦怠，心悸少寐	舌淡苔薄白，脉细弱	气血亏虚证	归脾汤加减
头晕，日久不愈，精神萎靡	腰膝酸软，少寐多梦，健忘，两目干涩，视力减退，或遗精滑泄，耳鸣齿摇；或颧红咽干，五心烦热	舌红少苔脉细数，脉弱尺甚	肾精不足证	左归丸加减/右归丸加减
头目眩晕	身体筋肉胸动，站立不稳，小便不利，浮肿，腰以下为甚；四肢沉重疼痛，畏寒肢厥，心下悸动不宁	舌淡胖、边有齿痕、舌苔白滑，脉沉细	肾虚水泛证	真武汤加减
头晕，颠顶疼痛如锥刺	健忘失眠，心悸，耳鸣耳聋，肢体麻木，口干面暗	舌暗有瘀斑，脉涩或细涩	瘀血阻窍证	通窍活血汤加减

（五）针刺

主穴：风池、百会、内关、太冲。用平补平泻法。

配穴：风阳上亢证配行间、侠溪，针用泻法；痰湿中阻证配中脘、丰隆、阴陵泉，针用泻法；气血亏虚证配肝俞、肾俞、足三里、气海、脾俞、胃俞，针用补法；肾精不足证配肾俞、肝俞、足三里、志室、悬钟、三阴交，针用补法。

留针 30 分钟，1 次 / 天，7 天为 1 个疗程。

（六）推拿

患者平卧，操作者先用"推法、颤法、揉法、拿法"等基本手法按摩头项部，疏理五经，退桥孔。拇指重点按揉百会、四神聪、印堂、睛明、四白、攒竹、丝竹空、头维、安眠、风池等穴，共操作 8 ～ 10 分钟。

再点按揉眼眶周围；左手托枕部，右手来回推按颈部斜方肌，放松颈部肌肉。

最后风池、哑门揉按，提拿肩井。30 分钟 / 次，1 ～ 2 次 / 天，5 天为 1 个疗程。头晕整体为本虚标实，故不宜使用刺激量过大的手法。

（七）耳穴

主穴：耳尖、晕点（枕）穴、脑干、神门。

配穴：风阳上亢证加肝、降压沟（耳背沟）；痰湿中阻证加脾、胃、三焦。

操作：实证者，患者取坐位，用 75% 乙醇棉球消毒耳尖，左手固定耳郭，右手持一次性采血针对准施术部位迅速刺入 1 ～ 2mm 深，随即出针，轻轻挤压针孔周围的耳郭，使其自然出血，然后用乙醇棉球吸取血滴。余用 75% 乙醇棉球消毒耳郭，再用探棒在耳郭的相应区寻找敏感点，然后用王不留行籽，依次对准穴位反应点贴于耳郭内。双耳交替，示指和拇指指腹对捏按压 1 ～ 2 分钟，嘱患者每天按压 3 ～ 5 次，刺激强度以患者感酸胀、灼痛、发热能耐受为度，若耳郭发红、发热则效果更佳。3 天 1 次，每周 2 次，3 周为 1 个疗程。注意皮肤破溃或有损伤等情况者不宜耳穴治疗。

（八）药膳食疗

1. 风阳上亢证、痰湿中阻证——天麻鱼头汤
食材：天麻 10g，鳙鱼头 1 000g，川芎 5g，茯苓 5g，生姜 3 片。
做法：加水入锅煎汤炖食，熟后适量调味。1 次 / 天，连服 10 天。

2. 气血亏虚证、肾精不足证——芝麻膏
食材：黑芝麻、藕粉、黑米各 500g。
做法：将黑芝麻、黑米炒熟研粉，同藕粉以文火熬膏，少量频服。

（九）代茶饮

菊花（杭白菊）6g，枸杞子 10g，白蒺藜 6g，陈皮 10g，水煎代茶饮。

（十）调护要点

1. 眩晕临床渐呈多发、频发趋势，多与形体偏胖、活动偏少、持续劳作以及工作姿势单一有关。故应坚持体育锻炼，保持心情舒畅，饮食清淡有节，作息节律尽量合理。

2. 眩晕患者，要避免突然、剧烈的体位改变和头颈部运动，以防症状反复或加重，同时应当积极施治并定期检查，预防中风

的发生。

3. 头晕发病时应及时治疗，注意休息，严重者当卧床休息；有头晕病史的患者，当避免剧烈体力活动，避免高空作业。

主要参考文献

［1］张伯礼，吴勉华. 中医内科学.［M］. 第4版. 北京：中国中医药出版社，2017.

［2］韩军良，吴子明，鞠奕. 眩晕诊治多学科专家共识［J］. 中华神经科杂志，2017，50（11）：805-812.

［3］黄小兵，刘博，李希平，等. 2型糖尿病和外周性眩晕患者感觉结构分析的异同［J］. 临床耳鼻咽喉头颈外科杂志，2021，35（07）：581-585.

［4］石学敏. 针灸学［M］. 北京：中国中医药出版社，2017.

十六、视物模糊

(一) 释义

视物模糊是高龄糖尿病患者常见的病症之一，其主要病因包括糖尿病视网膜病变（DR）、屈光不正、糖尿病白内障等。糖尿病人群中 30% ～ 50% 合并 DR，其中 1/4 患者有明显视力障碍，生存质量与健康水平严重下降。DR 是糖尿病导致的视网膜微血管损害所引起的一系列典型病变，是一种影响视力甚至致盲的慢性进行性疾病。如糖尿病患者短时间内血糖波动较大，会导致晶状体内外的渗透压改变，引起晶状体曲度改变，也会发生视物模糊，但当血糖趋于平稳后，视力一般可逐渐恢复。

(二) 现代医学的认识

现代医学认为 DR 是糖尿病患者微血管并发症之一，其确切原因不详，可能与多元醇通路活性增高、晚期糖基化终末产物形成增加、蛋白激酶 C 途径激活、己糖胺通路活性增高、氧化应激等有关。目前 DR 治疗以改善代谢紊乱为基础，主要以视网膜激光光凝治疗、抗血管内皮生长因子药物治疗、激素治疗和手术治疗为主。

本病症应注意与急进性高血压性视网膜病变、视网膜中央静脉阻塞、低灌注视网膜病变等引起的视物模糊相鉴别。

（三）中医学认识

本症属于中医学"视瞻昏渺""云雾移睛""暴盲"及"血灌瞳神"等内障眼病范畴。《灵枢·大惑论》云："五脏六腑之精气，皆上注于目而为之精，精血亏不能上承于目，则出现视物不明。"近代医家多认为，DR 是在糖尿病患者素体阴虚的基础上，阴虚内热、阴损及阳进一步发展至阴阳两虚、目睛失养；而病变过程中包含三个致病因素，分别为瘀、郁、痰。

（四）症状辨治

1. 视物模糊，目睛干涩，口干，易饥多食，小便频多，大便干结，舌红苔薄黄、脉细数。（证属"肾阴不足、燥热内生"）

   方药 知柏地黄丸加减／熟地黄 20g，知母 10g，黄柏 10g，山茱萸 12g，山药 12g，牡丹皮 9g，泽泻 9g，茯苓 9g。

2. 视物模糊，目睛干涩，或视物变形，或眼前黑花飘舞，神疲乏力，气短懒言，口干，自汗，便干或稀溏，舌胖嫩、紫暗或有瘀斑，脉沉细无力。（证属"气阴两虚、脉络瘀阻"）

   方药 生脉散合杞菊地黄丸加减／党参 10g，麦冬 15g，五味子 6g，枸杞子 9g，菊花 9g，熟地黄 24g，山茱萸 12g，山药 12g，茯苓 9g，泽泻 9g，牡丹皮 9g。

3. 视物模糊，目睛干涩，头晕耳鸣，腰膝酸软，肢体麻木，大便干结，舌暗红少苔，脉细涩。（证属"肝肾亏虚、目络失养"）

| 方药 | 六味地黄丸加减／熟地黄 20g，山茱萸 12g，山药 12g，泽泻 9g，茯苓 9g，牡丹皮 9g。

4. 视物模糊，目睛干涩，或严重障碍，神疲乏力，五心烦热，失眠健忘，腰酸肢冷，手足凉麻，阳痿早泄，下肢浮肿，大便溏结交替，舌淡胖少津或有瘀点，或唇舌紫暗，脉沉细无力。（证属"阴阳两虚、血瘀痰凝"）

| 方药 | 偏阴虚者选左归丸加减，偏阳虚者选右归丸加减。①左归丸加减／熟地黄 12g，鹿角胶 6g，龟甲胶 6g，山药 6g，枸杞子 6g，山茱萸 6g，川牛膝 6g，菟丝子 6g；②右归丸加减／制附子（先煎）3g，肉桂（后下）3g，鹿角胶 6g，熟地黄 12g，山茱萸 10g，枸杞子 12g，山药 6g，菟丝子 6g，杜仲 6g，当归 6g，淫羊藿 6g。

辨证论治总结见表 16。

表 16 "视物模糊"辨治

主症	兼证特点	舌脉	证型	方药
视物模糊，目睛干涩	口干，易饥多食，小便频多，大便干结	舌红苔薄黄，脉细数	肾阴不足、燥热内生证	知柏地黄丸加减
视物模糊，目睛干涩，或视物变形，或眼前黑花飘舞	神疲乏力，气短懒言，口干，自汗，便干或稀溏	舌胖嫩、紫暗或有瘀斑，脉沉细无力	气阴两虚、脉络瘀阻证	生脉散合杞菊地黄丸加减
视物模糊，目睛干涩	头晕耳鸣，腰膝酸软，肢体麻木，大便干结	舌暗红少苔，脉细涩	肝肾亏虚、目络失养证	六味地黄丸加减

主症	兼证特点	舌脉	证型	方药
视物模糊，目睛干涩，或严重障碍	神疲乏力，五心烦热，失眠健忘，腰酸肢冷，手足凉麻，阳痿早泄，下肢浮肿，大便溏结交替	舌淡胖少津或有瘀点，或唇舌紫暗，脉沉细无力	阴阳两虚、血瘀痰凝证	左归丸加减/右归丸加减

（五）耳穴

选穴：神门、内分泌、胰胆、脑干、目1、目2穴位。

操作：患者取坐位或平卧位，用75%乙醇棉球消毒耳郭，再用探棒在耳郭的相应区寻找敏感点，然后用王不留行籽，依次对准穴位反应点贴于耳郭内。双耳交替，示指和拇指指腹对捏按压3～5分钟，嘱患者每天按压3～5次，刺激强度以患者感酸胀、灼痛、发热能耐受为度，若耳郭发红、发热则效果更佳。3天1次，每周2次，3周为1个疗程。注意皮肤破溃或有损伤等情况者不宜耳穴治疗。

（六）中药熏蒸

药物：金银花9g，紫草9g，蒲公英9g，菊花9g，薄荷5g，桑叶10g。

操作：将上述中药进行煎煮，放入熏蒸机后用于双眼部熏蒸治疗。20分钟/次，1次/天，5天为1个疗程。治疗期间注意温度及熏蒸距离，避免烫伤。

（七）药膳食疗

肝肾亏虚证——羊肝黑米粥

食材：羊肝 1 个，大蒜 20g，黑米 100g。

做法：上述食材加水入锅煎汤炖食，熟后适量调味。1 次 / 天，
连服 10 天。

（八）代茶饮

1. 夏枯草 6g，桑叶 6g，青葙子 6g，生甘草 6g，木瓜 10g，水煎代茶饮。适用于伴有羞明、易流泪、多眵，属热证者。

2. 枸杞子 10g，菊花（杭白菊）6g，密蒙花 3g，炒酸枣仁 10g，水煎代茶饮。适用于伴有眼干涩，属虚证者。

（九）调护要点

1. 穴位按摩：指导患者每日双手示指指腹点揉睛明穴、丝竹空穴、四白穴，每穴每秒按压 1 次，按摩 1 ～ 2 分钟。穴位按摩法可以通过穴位刺激调整眼内血液循环、改善屈光状态等内部环境，从根本上控制眼部病变的发生。

2. 血瘀贯穿于本病症整个病程，用药时应注意"止血不留瘀，活血不伤正"的原则。视网膜出血量多或玻璃体积血初发时宜止血兼活血，方药可用生蒲黄汤（《中医眼科六经法要》）加减，具体组方：生蒲黄 24g，墨旱莲 24g，郁金 15g，丹参 15g，牡丹皮 12g，荆芥炭 12g，生地黄 12g，川芎 6g。

主要参考文献

［1］段俊国，金明，接传红. 糖尿病视网膜病变中医防治指南［J］. 中国中医药现代远程教育，2011，9（04）：154-155.

［2］邵毅，周琼. 糖尿病视网膜病变诊治规范：2018 年美国眼科学会临床指南解读［J］. 眼科新进展，2019，39（06）：501-506.

［3］张玉娴，刘颖，杨叔禹. 糖尿病视网膜病变的中医研究进展［J］. 中医药通报，2015，14（02）：70-72.

［4］段俊国. 中西医结合眼科学［M］. 第 2 版. 北京：中国中医药出版社，2013.

十七、皮肤瘙痒

（一）释义

皮肤瘙痒是糖尿病并发症常见症状之一，是指无皮肤原发性损害，而以皮肤瘙痒为主要临床表现的皮肤病症，严重者可出现抓痕、血痂、皮肤肥厚和苔藓样变。临床可表现为皮肤阵发性瘙痒，痒无定处或局限于某一个或多个部位，以下肢、背部、外阴和肛周常见。

（二）现代医学认识

现代医学认为，该病症为糖脂代谢异常，微循环调节机制受损导致的皮肤微循环障碍。其机制与长期高血糖、晚期糖基化终产物的蓄积；基质金属蛋白酶及其抑制剂抑制细胞功能；免疫调节紊乱；以及炎症反应，胶原蛋白合成减少，防御能力受损等原因相关。

本病症应注意与慢性湿疹、疥疮等相鉴别。

（三）中医学认识

本症属于中医学"痒风""风瘙痒"等范畴。其病因多为外风侵袭，邪恋肌肤，血热蕴于肌肤，不得正常疏泄；或者素体血虚、脾虚而致生风生燥，肌肤失于濡养所致。阴血亏虚是气阴亏虚在疾病中的重要病理表现，而血燥生风是病情发展过程中阴血亏虚产生的病理变化，是产生糖尿病皮肤瘙痒的重要原因。

（四）症状辨治

1. 皮肤瘙痒剧烈，遇热更甚，呈阵发性，舌淡红苔薄黄，脉浮数。（证属"血热风燥"）

   方药 消风散加减/生石膏（先煎）15～30g，生地黄15g，当归 15g，胡麻仁 15g，苍术 10g，蝉蜕 6g，知母 6g，苦参 6g，荆芥 10g，防风 6g，刺蒺藜10g，甘草 6g。

2. 皮肤瘙痒干燥，抓痕遍体，皮肤肥厚，呈长期性，舌淡红，苔薄，脉虚细数。（证属"血虚风燥"）

   方药 当归饮子加减/生地黄 15g，熟地黄 15g，当归 15g，酸枣仁 15g，黄芪 15g，何首乌 10g，刺蒺藜 10g，白芍 10g，僵蚕 6g，荆芥 10g，防风 6g，苦参 5g，川芎 5g，甘草 6g。

3. 皮肤瘙痒，时轻时重，大便稀溏，气短乏力，舌淡或淡红，苔白或薄，脉虚细数。（证属"脾虚生风"）

   方药 玉屏风散合五味异功散加减/黄芪 20g，太子参15g，白术 15g，茯苓 15g，酸枣仁 15g，刺蒺藜12g，荆芥 10g，防风 10g，陈皮 6g，地肤子 10g，鸡内金 10g，炒麦芽 10g，焦山楂 10g，白鲜皮 6g，苦参 5g，甘草 6g。

4. 皮肤瘙痒，以肛门、阴囊、会阴为主，口干口苦，舌红，苔黄或黄腻，脉弦数。（证属"湿热下注"）

|方药| 龙胆泻肝汤加减/龙胆6g，泽泻10g，柴胡10g，车前子（布包）10g，生地黄15g，栀子5g，黄芩5g，苦参6g，刺蒺藜12g，地肤子10g，甘草6g。

辨证论治总结见表17。

表17 "皮肤瘙痒"辨治

主症	兼证特点	舌脉	证型	方药
皮肤瘙痒剧烈，遇热加重，呈阵发性	—	舌淡红苔薄黄，脉浮数	血热风燥证	消风散加减
皮肤瘙痒干燥，抓痕遍体	皮肤肥厚，呈长期性	舌淡红，苔薄，脉虚细数	血虚风燥证	当归饮子加减
皮肤瘙痒，时轻时重	大便稀溏，气短乏力	舌淡或淡红，苔白或薄，脉虚细数	脾虚生风证	玉屏风散合五味异功散加减
皮肤瘙痒，以肛门、阴囊、会阴为主	口干口苦	舌红，苔黄或黄腻，脉弦数	湿热下注证	龙胆泻肝汤加减

（五）针刺

主穴：血海，合谷。针用泻法。

配穴：血热风燥证配风池、大椎、曲池、足三里，足三里用补法，其他用泻法；血虚风燥证配膈俞、三阴交、大椎、曲池、足三里，三阴交、足三里用补法，其他用泻法；脾虚生风证配三阴交、足三里、水分、气海、关元，水分用泻法，其他用补法；湿热下注证配上髎、次髎、中髎、下髎，针用泻法。

30 分钟 / 次，1 次 / 天，7 天为 1 个疗程。

（六）穴位敷贴

药材：红花 20g，紫草 20g，栀子 20g，大黄 20g，冰片 5g。

操作：将上述药物烘干研末，加入冰片，用凡士林调成糊状，摊成 3cm×3cm×1cm 大小饼块，贴于脐上，再用敷料覆盖固定，8 小时 / 次（时间可视患者具体情况而定），1 次 / 天，5 天为 1 个疗程。

（七）中药外洗

1. 蛇床子、地肤子、白藓皮、苦参各 30g，桃仁、红花、生甘草各 20g，煎水晾至 38℃左右时擦洗患处，20 分钟 / 次，1 次 / 天，5 天为 1 个疗程。本法具有活血化瘀、祛湿止痒的功效。

2. 苦参 20g、黄芩 20g、土茯苓 20g、黄柏 20g，煎水晾至 38℃左右时擦洗患处，20 分钟 / 次，1 次 / 天，5 天为 1 个疗程。本法具有清热祛湿止痒的功效。

（八）药膳食疗

1. 血热风燥证——生地麦斛鸭汤

食材：生地黄 20g，麦冬 15g，石斛 10g，水鸭 1 只。

做法：上述食材加水同煮至烂熟成汤，熟后适量调味，1 次 / 天，连服 10 天。

2. 血虚风燥证——熟地当归荞麦粥

食材：熟地黄 20g，当归 15g，荞麦 100g，海参 1 条。

做法：上述食材同肉类入锅煎汤炖食，熟后适量调味，1 次 / 天，连服 10 天。

3. 湿热下注证——银花茅根薏苡仁汤

食材：金银花 30g，白茅根 30g，薏苡仁 100g。

做法：上述食材加大量清水煮汤，少量频服。

（九）代茶饮

1. 桑白皮 10g，土茯苓 10g，荷叶 6g，赤小豆 20g，炙甘草 10g，马齿苋 20g，香薷 6g，水煎代茶饮。适用于伴有舌红、苔黄腻，属湿热证者。

2. 红花 3g，泽兰 6g，白蒺藜 6g，生甘草 6g，火麻仁 10g，桑叶 6g，水煎代茶饮。适用于皮肤干燥，怕热者。

（十）调护要点

1. 平素应加强皮肤及生活管理，保持皮肤滋润度，尤其是秋冬季节，可外用保湿润肤霜，如含甘油、凡士林等成分的传统润肤剂及含多元醇类、酰胺类、乳酸和乳酸钠、吡咯烷酮羟酸钠等的新型润肤剂，提高皮肤屏障功能，减少瘙痒发生频次或减轻瘙痒发作程度。

2. 日常生活注意皮肤的保养，洗漱水温适宜，频率适当，减少洗洁精、洗衣粉等化学物质的接触，减少刺激，贴身衣物穿柔软纯棉，避免化纤、皮毛衣物，保护好皮肤屏障，保持皮肤功能。

3. 作息规律，适当运动，清淡饮食，尽量避免烟酒及辛辣食物。

主要参考文献

［1］蒲诗函. 2 型糖尿病合并皮肤瘙痒症患者的临床特征及中医证候学研究
　　［D］. 北京：北京中医药大学，2021.

［2］石学敏. 针灸学［M］. 北京：中国中医药出版社，2017.

［3］白永晟，周春英. 中医外治法治疗皮肤瘙痒症近况［J］. 山东中医药大
　　学学报，2004，28（06）：479-481.

［4］汪四海，方朝晖，张竣玮，等. 方朝晖教授治疗糖尿病性皮肤瘙痒症经
　　验［J］. 陕西中医药大学学报，2021，44（06）：32-36.

十八、肢体凉麻痛

（一）释义

肢体凉麻痛是糖尿病所致神经病变的常见症状之一，尤其是糖尿病周围神经病变。临床主要表现为麻木、疼痛、感觉异常。通常为对称性，下肢较上肢多见。感觉异常者有袜套或手套感，伴麻木、针刺、灼热、蚁走感、发凉或如踏棉垫感，有时伴有痛觉过敏。晚期则出现运动神经障碍的肌张力减弱、肌力减弱，甚至肌萎缩、瘫痪。

（二）现代医学认识

现代医学认为本症的发病机制是多因素作用的结果。代谢紊乱（血糖、血脂、胰岛素、钙离子水平异常）、神经营养缺乏、血液微循环及遗传易感性可能是糖尿病周围神经病变的原因。

本病症应注意与颈腰椎病变（神经根压迫、椎管狭窄、颈腰椎退行性变）、脑梗死、吉兰-巴雷综合征疾病相鉴别。

（三）中医学认识

本症属于中医学"血痹""痹证""痛证""痿证"等范畴。消渴日久，耗伤气阴，阴阳气血亏虚，痰浊内生，血行瘀滞，脉络痹阻可导致本症。阴亏是本症发生的关键，气虚是本症迁延不愈的症结，阳虚是本症发展的必然趋势，血瘀是造成本症的主要原因。

（四）症状辨治

1. 肢体麻木，如有蚁行，肢末时痛，呈刺痛，以下肢为主，入夜痛甚，神疲倦怠，气短懒言，动则汗出，腹泻或便秘，舌淡暗，或有瘀点，苔薄白，脉细涩。（证属"气虚血瘀"）

   | 方药 | 补阳还五汤加减／生黄芪 30～60g，当归尾 15g，赤芍 10g，川芎 10g，地龙 30g，桃仁 10g，红花 10g，枳壳 10g，川牛膝 30g。

2. 肢体麻木，四肢末端冷痛，得温痛减，遇寒痛增，下肢为著，入夜更甚，神疲乏力，畏寒怕冷，尿清便溏，或尿少浮肿，舌暗淡或有瘀点，苔白滑，脉沉细涩。（证属"寒凝血瘀"）

   | 方药 | 当归四逆汤加减／当归 12g，赤芍 10g，桂枝 10g，细辛 3g，通草 10g，干姜 6～10g，制乳香 6g，制没药 6g，制川乌（先煎 30～60 分钟）3～6g，甘草 4g。

3. 肢体麻木，腿足挛急，酸胀疼痛，或肢体灼热疼痛，夜间为甚，五心烦热，失眠多梦，皮肤干燥，口干咽燥，腰膝酸软，头晕耳鸣，便秘，舌嫩红或暗红，苔花剥少津，脉细数或细涩。（证属"阴虚血瘀"）

   | 方药 | 芍药甘草汤合四物汤加减／生白芍 15～30g，生甘

草 3～6g，干地黄 15～30g，当归 10g，川芎 10g，川木瓜 6～15g，怀牛膝 15g，炒枳壳 10g。

4. 肢体麻木不止，常有定处，足如踩棉，肢体困倦，头重如裹，昏蒙不清，体多肥胖，口黏乏味，胸闷纳呆，腹胀，大便黏滞，舌紫暗，舌体胖大有齿痕，苔白厚腻，脉沉滑或沉涩。（证属"痰瘀阻络"）

   |方药| 指迷茯苓丸合黄芪桂枝五物汤加减/茯苓 20g，姜半夏 10g，枳壳 10g，黄芪 30g，桂枝 10g，白芍 15g，苍术 10g，川芎 10g，生甘草 6g，薏苡仁 30g。

5. 肢体痿软无力，肌肉萎缩，甚者痿废不用，腰膝酸软，骨松齿摇，头晕耳鸣，舌淡，少苔或无苔，脉沉细无力。（证属"肝肾亏虚"）

   |方药| 壮骨丸加减/龟甲 15～30g，黄柏 10g，知母 10g，熟地黄 15～30g，白芍 10g，锁阳 10g，虎骨 10g（现用狗骨 10g 或牛骨 10g 代替），牛膝 15g，当归 12g。

6. 肢体灼热疼痛，或重着乏力，麻木不仁，脘腹痞满，口腻不渴，心烦口苦，面色晦垢，大便黏滞，小便黄赤。舌红，苔黄腻，脉滑数。（证属"湿热阻络"）

   |方药| 四妙散加减/黄柏 10g，苍术 10g，牛膝 15g，薏苡仁 30g。

辨证论治总结见表18。

表18 "肢体凉麻痛"辨治

主症	兼证特点	舌脉	证型	方药
肢体麻木，如有蚁行，肢末时痛，呈刺痛，以下肢为主，入夜痛甚	神疲倦怠，气短懒言，动则汗出，腹泻或便秘	舌淡暗，或有瘀点，苔薄白，脉细涩	气虚血瘀证	补阳还五汤加减
肢体麻木，四肢末端冷痛，得温痛减，遇寒痛增，下肢为著，入夜更甚	神疲乏力，畏寒怕冷，尿清便溏，或尿少浮肿	舌暗淡或有瘀点，苔白滑，脉沉细涩	寒凝血瘀证	当归四逆汤加减
肢体麻木，腿足挛急，酸胀疼痛，或肢体灼热疼痛，夜间为甚	五心烦热，失眠多梦，皮肤干燥，口干咽燥，腰膝酸软，头晕耳鸣，便秘	舌嫩红或暗红，苔花剥少津，脉细数或细涩	阴虚血瘀证	芍药甘草汤合四物汤加减
肢体麻木不止，常有定处，足如踩棉，肢体困倦	头重如裹，昏蒙不清，体多肥胖，口黏乏味，胸闷纳呆，腹胀，大便黏滞	舌紫暗，舌体胖大有齿痕，苔白厚腻，脉沉滑或沉涩	痰瘀阻络证	指迷茯苓丸合黄芪桂枝五物汤加减
肢体痿软无力，肌肉萎缩，甚者痿废不用	腰膝酸软，骨松齿摇，头晕耳鸣	舌淡，少苔或无苔，脉沉细无力	肝肾亏虚证	壮骨丸加减
肢体灼热疼痛，或重着乏力，麻木不仁	脘腹痞满，口腻不渴，心烦口苦，面色晦垢，大便黏滞，小便黄赤	舌红，苔黄腻，脉滑数	湿热阻络证	四妙散加减

（五）针刺

主穴：阿是穴、局部经穴。

配穴：气虚血瘀证配内关、气海、合谷、血海、足三里、三阴
　　　交、胃脘下俞、肺俞，针用平补平泻法；阴虚血瘀证配
　　　肝俞、肾俞、胃脘下俞、足三里、三阴交、太溪、曲池、
　　　合谷，针用平补平泻法；痰瘀阻络证配合谷、曲池、脾
　　　俞、胃脘下俞、血海、足三里、三焦俞、三阴交、丰隆、
　　　解溪、太冲、梁丘，针用平补平泻法；肝肾亏虚证配肝
　　　俞、脾俞、肾俞、胃脘下俞、足三里、三阴交、承山、伏
　　　兔，针用平补平泻法。寒凝血瘀证配外关、曲池、肾俞、
　　　命门、腰阳关、关元、环跳、阳陵泉、阴陵泉、悬钟、照
　　　海、足临泣、胃脘下俞、手三里，针用平补平泻法；湿热
　　　阻络证配大椎、阴陵泉、曲池、内庭、合谷、三阴交、太
　　　溪、养老，针用平补平泻法。

　　　留针30分钟，3～5次/周，2周为1个疗程。

　　　注：破溃处禁针。

（六）推拿

上肢麻痛：拿肩井，揉捏臂臑、手三里、合谷部肌筋，点肩髃、
　　　　　曲池等穴，搓揉肩胛肌来回数遍。每次按摩时间为
　　　　　20～30分钟，每天1～2次，14次为1个疗程。

下肢麻痛：拿阴廉、承山、昆仑肌筋，揉捏伏兔、承扶、殷门部
　　　　　肌筋，点腰阳关、环跳、足三里、委中、承山、解
　　　　　溪、三阴交、涌泉等穴，搓揉腓肠肌数十遍，手劲
　　　　　刚柔相济，以深透为度。每次按摩时间为20～30分
　　　　　钟，每天1～2次，14次为1个疗程。

　　　注：合并严重骨科疾病等患者不适合按摩。

（七）艾灸

穴位：太溪、三阴交、足三里、合谷、曲池、涌泉、承山、委中、太冲、行间等。

操作：针对上述穴位艾灸30分钟，每周1～2次，2周为1个疗程。（适用于寒凝血瘀证）

　　注：操作时注意控制温度，避免烫伤。

（八）中药足浴熏洗

1. 气虚血瘀证、阴虚血瘀证、肝肾亏虚证、痰瘀阻络证可选用四藤一仙汤外洗方加减。药物制备：海风藤、鸡血藤、忍冬藤、钩藤各30g，当归、威灵仙、玄参各15g，黄芪、丹参各20g。上药水煎30分钟后，取汁500ml，待水温约38℃左右，泡洗患肢，每次30分钟，药液随时加温以保持38℃左右，2次/天，15天为1个疗程。若下肢伴拘挛者加用木瓜、伸筋草；若见痛如针刺，痛有定处者，加乳香、没药；若下肢冰凉者加用附片、肉桂、干姜。

2. 寒凝血瘀证、痰瘀阻络证可选用制川乌15g，花椒、当归各10g，艾叶、白芷、徐长卿、桂枝、鸡血藤、独活各30g。水煎后，保持水温38℃左右，然后进行双足熏洗，每次熏洗时间为30分钟，每天熏洗1次。

（九）药膳食疗

对于糖尿病周围神经病变的患者，可选择：叶菜类如白菜、芹菜等，此类菜多属甘平或甘凉，其功用多以清热通利为主；瓜果类如冬瓜、黄瓜、丝瓜、西葫芦、茄子、苹果、梨、猕猴桃等，具有清热、生津、润燥之功效；块茎类如萝卜、莴苣、茭白等，具有清热生津、润燥之功效；菌菇类如银耳、黑木耳等，具有滋阴补气之功效；荤菜类如猪瘦肉、鸭肉、兔肉、鳖、龟、鲫鱼；薯芋类具有补脾益气之功效，但此类食物多糖类含量丰富，应归属主食类。

根据患者证型不同，又有如下食材与药膳推荐。

1. 气虚血瘀证——活血化瘀汤

食材：猪瘦肉 150g，黄芪 60g，当归 10g，赤芍 10g，川芎 10g，桃仁 10g，红花 5g，鸡血藤 10g，大枣 10g，生姜 10g。

做法：将上述食材放入锅中，加温开水 400ml，隔水炖 2 小时。晚饭后 2 小时加少许食盐服用，每周服 3 次，20 次为 1 个疗程，共 3 个疗程。

2. 阴虚血瘀证——桃仁百合燕麦粥

食材：桃仁 15g，百合 30g，燕麦片 50g。

做法：桃仁炒熟研粉，与百合、麦片共煮粥。可作早、晚餐食用。每天 1 ～ 2 次，10 ～ 15 天为 1 个疗程。

3. 寒凝血瘀证——四味鹌鹑蛋羹

食材：鹌鹑蛋 10 只，红参 5g，当归 5g，肉桂 5g，丹参 5g，海米 2 ～ 5g，食盐、麻油少许。

做法：将红参、当归、肉桂、丹参煎成药汁，取鹌鹑蛋打入瓷碗内，入药汁搅匀，加海米 2 ～ 5g，食盐、麻油少许，上蒸笼蒸熟。此羹具有温阳祛寒、化瘀止痛的作用。每天1次，7～10天为1个疗程。

4. 肝肾亏虚证——鳖鱼滋肾汤

食材：鳖鱼1只（500g左右），枸杞子30g，熟地黄15g。

做法：将鳖鱼切块，加枸杞子、熟地黄、料酒和清水适量，先用大火烧开后改用小火煨炖至肉熟透即可。可佐餐食用或单食，每天1次，7～10天为1个疗程。

5. 痰瘀阻络证——丹参黄豆汁

食材：丹参500g，黄豆1 000g，黄酒适量。

做法：黄豆用冷水浸泡1小时后捞出，倒入大锅内，加水适量。先用旺火烧开，加黄酒1匙，再改用小火煮，至黄豆烂熟，汁浓时离火，将豆汁滤出。丹参倒入大瓦罐中，用冷水浸泡1小时，浸没为度，用中火烧沸后，改用小火煎半小时许，滤出头汁，再加水适量煎半小时许，约剩下半大碗药液时，滤出二汁，弃渣。将黄豆汁、丹参汁一起倒入瓷盆内，瓷盆加盖，隔水蒸2小时，离火，冷却，装瓶，盖紧。余下的熟黄豆可再做成菜。每天2次，每次1匙。饭后1小时开水冲服或米汤送下。

（十）代茶饮

生黄芪6g，肉桂6g，大枣10g，炙甘草6g，水煎代茶饮。

（十一）调护要点

1. 平素应低糖、低盐、低脂饮食，以清淡饮食为主，忌食辛辣刺激及油腻食物，少食多餐，忌暴饮暴食。

2. 密切观察足部颜色、温度及足背动脉的搏动情况，如发现皮温、颜色或足背动脉波动有异常要及时报告医师进行处理。

3. 每天对足部适当进行按摩以促进血液循环，选择松软舒适的鞋袜，防止磨破足部皮肤。

4. 足浴时水温不宜过高，一般不超过40℃，可以各自适宜的温度为准，避免烫破皮肤；洗足后用毛巾擦干双足，对于皮肤干燥的患者，洗足后涂抹润肤霜，防止皮肤皲裂。

主要参考文献

[1] 中华中医药学会. 中医糖尿病科临床诊疗指南［M］. 北京：中国中医药出版社，2020：49-55.

[2] 赵慧玲，高欣，高彦彬，等. 针刺治疗糖尿病周围神经病变的临床观察［J］. 中国中西医结合杂志，2007（04）：312-314.

[3] 仝小林. 糖尿病中医防治指南［M］. 北京：中国中医药出版社，2007：25.

[4] Y TONG, H GUO, H BING. Fifteen-day Acupuncture Treatment Relieves Diabetic Peripheral Neuropathy[J]. Journal of Acupuncture and Meridian Studies, 2010, 3(2): 95-103.

[5] CHENGZHANG, YUANXU MA, YE YAN.Clinical Effects of Acupuncture for Diabetic Peripheral Neuropathy[J]. Journal of Traditional Chinese Medicine, 2010, 30(1): 13-14.

[6] 于建军，孙忠人，闵冬梅，等. 近10年针灸治疗糖尿病周围神经病变

的临床研究概况［J］. 针灸临床杂志, 2011, 27（04）: 64-67.

［7］ZHIFENG XIONG, LING HU. Observation on clinical therapeutic efficacy of moxibustion combined with mecobalamin on diabetic perineuropathy and effects on patients' blood homocysteine[J]. World Journal of Acupuncture - Moxibustion, 2014, 24(01): 15-18.

［8］张小峰. 艾灸联合弥可保治疗糖尿病周围神经病变40例［J］. 上海针灸杂志, 2007（12）: 18-19.

［9］李淑华, 李巨奇. 中药熏洗联合红光照射护理糖尿病周围神经病变观察［J］. 山西中医, 2017, 33（02）: 61-62.

十九、性功能障碍

（一）释义

性功能障碍是性行为和性感觉的障碍，与糖尿病神经系统并发症，尤其是自主神经病变关系密切。男性表现为勃起功能障碍、早泄、射精异常、性欲低下及高潮缺乏等，女性主要包括性欲障碍、性唤起障碍、性高潮障碍和性交疼痛障碍。其中以勃起功能障碍、射精功能障碍，及性欲低下最为常见。

（二）现代医学认识

现代医学认为，糖尿病可通过氧化应激反应、晚期糖基化终末产物等导致全身多系统、多器官的病理生理改变，包括神经、血管、内分泌、阴茎海绵体及心理等，从而对性功能（性欲、勃起功能、射精功能、性高潮）产生重要影响，同时性激素缺乏及糖尿病病程与性功能也关系密切。治疗上男性以磷酸二酯酶–5抑制剂作为首选药物；女性以性激素补充疗法、多巴胺受体激动剂、血管活性药物治疗等为主。

（三）中医学认识

本病症属于中医学"阳痿""阴痿""筋痿""阴冷""精瘀""鸡精"等范畴。病因多有肾虚、脾虚、肝郁、血瘀、湿热等。消渴病多与肾虚密切相关，加之调治失当，或思虑、忧郁、气阴耗伤，消渴病久，精微随溺而泄，不能充养脾肾宗筋，更虚其肾而失作强之功。

（四）症状辨治

糖尿病合并性功能障碍在证型表现上往往表现出共性主症：可见糖尿病多年阳事不举，举而不坚；或临房即泄，举则易泄；或性欲减退；或高潮缺乏；不射精或逆行射精。

1. 伴情志抑郁，善叹息，胸胁或少腹胀满，急躁易怒，舌红苔薄白，脉弦。（证属"肝气郁结"）

   | 方药 | 逍遥散加减／柴胡 12g，当归 15g，白芍 15g，白术 12g，茯苓 15g，薄荷（后下）6g，甘草 5g，牡丹皮 10g，栀子 10g。

2. 阳事不举，时轻时重，行房时伴刺痛，伴龟头青暗，或见腰、小腹、会阴部位刺痛或不适，舌紫暗或有瘀斑瘀点，脉弦涩。（证属"气滞血瘀"）

   | 方药 | 少腹逐瘀汤加减／小茴香 10g，干姜 6g，延胡索 10g，没药 10g，当归 10g，川芎 6g，官桂 3g，赤芍 10g，生蒲黄 9g，五灵脂 10g。

3. 伴阴囊潮湿，下肢酸重，尿黄，或胁胀腹闷，肢体困倦，泛恶口苦，舌红苔黄腻，脉弦数或滑数。（证属"湿热下注"）

   | 方药 | ①龙胆泻肝汤加减／龙胆 10g，黄芩 15g，栀子 15g，车前子（布包）10g，木通 5g，泽泻 15g，当归 10g，干地黄 15g，甘草 5g；②程氏萆薢分清饮加减／萆薢

15g，车前子（布包）15g，白茯苓 10g，丹参 10g，黄柏、石菖蒲各 10g，白术 10g，莲子心 5g。

4. 伴神疲乏力，气短懒言，咽干口燥，烦渴欲饮，午后颧红，小便短少，大便干结，舌体瘦薄，苔少而干，脉虚数。（证属"气阴两虚"）

   | 方药 |　①玉泉丸加减／葛根 15g，天花粉 10g，生地黄 15g，麦冬 10g，五味子 6g，糯米 10g，甘草 3g；②玉液汤加减／生山药 15g，黄芪 10g，知母 10g，鸡内金 6g，葛根 10g，五味子 6g，天花粉 10g。

5. 伴面色萎黄无华，精神不振，心悸失眠，纳呆便溏，乏力，舌淡，苔薄白，脉细弱。（证属"心脾两虚"）

   | 方药 |　归脾汤加减／人参 12g，黄芪 20g，白术 12g，炙甘草 5g，生姜 3 片，大枣 5 枚，当归 10g，茯神 15g，酸枣仁 12g，龙眼肉 12g，炙远志 12g，木香 12g。

6. 伴眩晕耳鸣，五心烦热，心悸腰酸，舌体瘦薄，舌红少苔，少津，脉沉细数；或伴见腰膝酸软，畏寒肢冷，神疲乏力，舌淡，脉细弱、虚大。（证属"肾精亏虚"）

   | 方药 |　①偏肾阴虚选六味地黄丸加减／熟地黄 30g，山药 15g，山茱萸 15g，牡丹皮 10g，茯苓 10g，泽泻 10g；②偏肾阳虚选右归丸加减／熟地黄 10g，制附子（先煎）6g，肉桂（后下）9g，山药 10g，山茱萸 10g，菟丝子 15g，鹿角胶 10g，枸杞子 10g，当归 10g，杜仲 10g。

7. 伴畏寒神疲，腰膝酸软，眩晕耳鸣，口渴引饮，舌淡质红，苔薄白而干，脉沉细数。（证属"阴阳两虚"）

> **|方药|** 二仙汤或（合）肾气丸加减/仙茅15g，淫羊藿15g，当归10g，巴戟天10g，黄柏10g，知母10g，附子（先煎）6g，肉桂（后下）3g，熟地黄30g，山药15g，山茱萸15g，牡丹皮10g，茯苓10g，泽泻10g。

8. 伴少寐多梦，梦则遗精，神疲乏力，头晕目眩，心悸怔忡，心中烦热，口干咽燥，面色红赤，小便短赤而有热感，舌红苔少，脉细数。（证属"心肾不交"）

> **|方药|** 交泰丸合天王补心丹加减/黄连3g 肉桂3g；党参10g，茯苓10g，玄参10g，丹参10g，桔梗6g，远志10g，当归10g，五味子6g，麦冬10g，天冬10g，柏子仁10g，酸枣仁10g，生地黄15g。

辨证论治总结见表19。

表19 "性功能障碍"辨治

主证特点	兼证特点	舌脉	证型	方药
阳事不举，举而不坚；或临房即泄，举则易泄；或性欲减退；或高潮缺乏；不射精或逆行射精。	伴情志抑郁，善叹息，胸胁或少腹胀满，急躁易怒	舌红苔薄白，脉弦	肝气郁结证	逍遥散加减

主证特点	兼证特点	舌脉	证型	方药
阳事不举，举而不坚；或临房即泄，举则易泄；或性欲减退；或高潮缺乏；不射精或逆行射精。	行房时有刺痛，伴龟头青暗，或见腰、小腹、会阴部位刺痛或不适	舌紫暗或有瘀斑瘀点，脉弦涩	气滞血瘀证	少腹逐瘀汤加减
	伴阴囊潮湿，下肢酸重，尿黄，或胁胀腹闷，肢体困倦，泛恶口苦	舌红苔黄腻，脉弦数或滑数	湿热下注证	龙胆泻肝汤加减／程氏萆薢分清饮加减
	伴神疲乏力，气短懒言，咽干口燥，烦渴欲饮，午后颧红，小便短少，大便干结	舌体瘦薄，苔少而干，脉虚数	气阴两虚证	玉泉丸加减／玉液汤加减
	伴面色萎黄，精神不振，心悸失眠，纳呆便溏，乏力	舌淡，苔薄白，脉细弱	心脾两虚证	归脾汤加减
	伴眩晕耳鸣，五心烦热，心悸腰酸；或伴见腰膝酸软，畏寒肢冷，神疲乏力	舌体瘦薄，舌红少苔，少津，脉沉细数；舌淡，脉细弱、虚大	肾精亏虚证	六味地黄丸加减／右归丸加减
	畏寒神疲，腰膝酸软，眩晕耳鸣，口渴引饮	舌淡质红，苔薄白而干，脉沉细数	阴阳两虚证	二仙汤或（合）肾气丸加减
	少寐多梦，梦则遗精，神疲乏力，头晕目眩，心悸怔忡，心中烦热，口干咽燥，面色红赤，小便短赤而有热感	舌红苔少，脉细数	心肾不交证	交泰丸合天王补心丹加减

（五）针刺

主穴： 关元、气海、肾俞、次髎、秩边、三阴交。针用平补平泻法。

配穴： 阴阳两虚证配命门、足三里，针用补法；心脾两虚证配心俞、脾俞，针用补法；肝气郁结证配太冲、合谷，针用平补平泻法；湿热下注证配曲骨、阴陵泉，针用平补平泻法；气滞瘀血证配膈俞、血海，针用平补平泻法。

留针30分钟，3～5次/周，2周为1个疗程。

（六）耳穴

耳穴： 内生殖器、脑点、交感、内分泌、肾、肝、脾。

操作： 患者取坐位或平卧位，用75%乙醇棉球消毒耳郭，再用探棒在耳郭的相应区寻找敏感点，然后用王不留行籽，依次对准穴位反应点贴于耳郭内。示指和拇指指腹对捏按压1～2分钟，嘱患者每天按压3～5次，刺激强度以患者感酸胀、灼痛、发热能耐受为度，2～3天后更换，每次用一侧耳穴，两耳交替运用。10次为1个疗程。休息10天，继续第2个疗程。

（七）穴位敷贴

勃起功能障碍可用鹿茸10g、龟甲15g、人参12g、枸杞子15g、海马10g、熟地黄15g、巴戟天12g、淫羊藿10g、仙茅10g、煅龙骨20g、煅牡蛎20g、附子10g、肉桂8g、山茱萸10g、益智仁10g、柴胡10g、香附12g、当归12g、白芍12g、茯苓

12g，研末，蜂蜜炼成中蜜，将药粉调和成稠膏状，贴敷于神阙、关元、双侧肾俞，每穴取 6g。贴敷时间可根据患者具体情况而定，但不可过长，每天 1 次。

（八）中药熏洗

1. 勃起功能障碍可用牡蛎粉 30g、蛇床子 30g、干荷叶 30g、浮萍 30g，共研细末，每用 20g，加水 1 000ml，煎 3 ~ 5 沸，滤去渣，淋洗阴茎，每天 2 次，每次 30 分钟。不射精可用细辛 20g、五倍子 30g、淫羊藿 20g，上药水煎后，待水温下降至 38℃左右，熏洗会阴部，每天 1 次，每次 15 ~ 20 分钟。（注意不可过热，避免烫伤）

2. 早泄可用千斤拔 20g、金樱子 20g、五倍子 20g、苍术 10g、细辛 2g、丁香 2g、肉苁蓉 5g、锁阳 10g、吴茱萸 2g、肉桂 2g、阳起石 10g，水煮 60 分钟后，待水温下降到 35 ~ 40℃，将阴茎泡入药水，用小纱布轻柔龟头及冠状沟约 30 分钟，最后用纱布浸药水按摩前列腺穴及会阴穴 30 分钟。

（九）药枕

沉香 6g，甘松 10g，羌活、藿香、丁香、肉桂各 30g，山奈、辛夷花、檀香、木香各 20g，共为粗末，装入布袋内即成药枕，作日常睡枕用。

（十）药膳食疗

1. 肾精亏虚证——虾仁炒韭菜
食材：虾仁 30g，韭菜 150g，鸡蛋 1 枚，淀粉、菜油、食盐、酱油各适量。

做法：将虾仁洗净发胀；韭菜切成约 3cm 的长段。鸡蛋、淀粉调成蛋糊，拌入虾仁，用菜油将蛋糊虾仁及韭菜炒熟后，放食盐、酱油食用。

2．心脾两虚证——当归茯苓粥

食材：当归、茯苓各 100g，龙眼肉 15g，荔枝肉 3 ～ 5 枚，五味子 3g，黑米 50 ～ 100g。

做法：先将当归、茯苓切成薄片，与龙眼肉、荔枝肉（鲜者佳）、五味子、黑米同煮，可作为早餐服用。

3．肝气郁结证——香附燕麦粥

食材：香附 10g，燕麦 100g。

做法：香附加水煮，去渣取汁，用药汁与燕麦同煮为粥，早、晚餐食用。

4．湿热下注证——芹菜汁

食材：鲜芹菜 250g。

做法：将芹菜切碎，绞取汁液，加白糖调味。每次 15ml，每天 2 次。

5．气滞血瘀证——山楂苏叶甲鱼汤

食材：甲鱼 1 只（约 500g），生山楂 30g，紫苏叶 5g。

做法：将甲鱼去头，洗净，与生山楂、紫苏叶共放砂锅内，加清水适量煮至甲鱼肉烂熟，即可食用。食肉饮汤，每周 1 次。

（十一）按摩疗法

被按摩者取仰卧位，盖被保暖，全身放松，注意力集中于小腹，用示指或中指以旋转、揉搓、点按手法按摩"关元穴"，使局部产生酸、麻、胀的感觉为度，每天 1 次，每次 30 分钟。

（十二）代茶饮

绿萼梅 3g，红花 3g，白蒺藜 6g，枸杞子 6g，麦芽 10g，水煎代茶饮。

（十三）调护要点

1. 科学膳食　强调饮食结构合理，食用低血糖生成指数（低 GI）碳水化合物。推荐食用橄榄油、豆科植物、天然谷物、水果和蔬菜，适量鱼、乳制品及红酒，少量肉制品等。防止滥用温补之品以防损伤肾阴，湿热内生，变生他证。

2. 合理运动　长期规律的体育锻炼（如游泳、提肛运动和下蹲动作等）可减缓糖尿病及糖尿病合并性功能障碍的发生、发展。

3. 控制体重　肥胖是全身性的代谢紊乱，控制体重有利于改善糖尿病合并性功能障碍。

4. 心理调节　糖尿病合并性功能障碍患者容易发生心理问题，如焦虑、抑郁等，要引导患者树立信心，保持乐观、健康的心理状态，同时可寻求心理专家的帮助。

主要参考文献

[1]《糖尿病合并男性性功能障碍多学科中国专家共识》编写专家委员会．糖尿病合并男性性功能障碍多学科中国专家共识［J］．中国男科学杂志，2022，36（01）：3-33.

[2] 金宗兰，陈萍萍，陈梅霞，等．中国女性性功能障碍现状及影响因素分析［J］．中国公共卫生，2021，37（11）：1616-1620.

[3] KOUIDRAT Y, PIZZOL D, COSCO T, etal. High prevalence of erectile dysfunction in diabetes: A systematic review and meta-analysis of 145 studies[J] Diabet Med, 2017, 34(9): 1185-1192.

[4] 仝小林．糖尿病中医药临床循证实践指南（2016版）［M］．北京：科学出版社，2016：218-233.

[5] 梁繁荣，王华．针灸学［M］．北京：中国中医药出版社，2016：243-244.

[6] 苏宁，倪青．糖尿病中医精准护理方案：中医护理路径与适宜技术操作［M］．北京：科学技术文献出版社，2017：290.

[7] 庞保珍，庞清洋，赵焕云．中医药治疗不射精不育的研究进展［J］．中国性科学，2009，18（02）：34-35.

[8] 丁建，陈秀玲．中药外用治疗勃起功能障碍概述［J］．山东中医杂志，2007，26（10）：723-725.

[9] 胡恩宜，陆中荣，王仁丽，等．抑精洗剂外洗结合穴位按摩治疗早泄的疗效观察［J］．中国性科学，2019，28（08）：124-126.

[10] 秦序华．穴位按摩法防治性功能障碍临床观察［J］．江西中医药，1995，26（02）：21.

二十、带下过多

（一）释义

带下过多是指带下量出现明显增多，且出现色、质、气味异常的一种病症。其可伴有全身或局部症状，常出现外阴、阴道瘙痒，并且伴有灼热及疼痛感。糖尿病患者易发生霉菌性阴道炎，以外阴瘙痒难忍，甚至疼痛、白带增多呈豆渣样或凝乳状为主要症状。

（二）现代医学认识

现代医学认为，糖尿病患者带下过多主要与糖尿病高血糖状态相关。由于高血糖状态会使阴道内糖原增多，pH降低，有助于念珠菌繁殖，进而引起带下增多。

本病症应注意与生理性白带过多，宫颈炎、盆腔炎、宫颈癌等疾病相鉴别。

（三）中医学的认识

本病症属于中医学"带下病""阴痒证"范畴，主要是由肝、脾、肾三脏功能失调，导致阴道或阴部肌肤失养所致。糖尿病患者素体虚弱，其并发带下过多乃内在病变与外来感染两方面病因所致。外邪致病，多与湿邪相兼为患，加之消渴患者多为阴虚为本、燥热为标体质，湿易热化，湿热之邪贯穿带下病的发生、发展全过程。故糖尿病带下过多的治疗需使湿有出路，邪得分消，则带下症自除。

（四）症状辨治

1. 带下量多，色白如豆腐渣状或凝乳状，阴部瘙痒，脘闷纳差，舌红苔黄腻，脉滑数。（证属"脾虚湿热"）

   |方药| 萆薢渗湿汤加减 / 萆薢、薏苡仁各 30g，赤茯苓、黄柏、牡丹皮、泽泻各 15g，滑石 30g，通草 6g。

2. 带下黏稠如豆腐渣状，阴部瘙痒且灼热，身体发热，急躁易怒，口干口苦，胸闷，舌红苔黄，脉滑。（证属"肝胆湿热"）

   |方药| 龙胆泻肝汤加减 / 龙胆 9g，焦栀子 9g，柴胡 9g，黄芩 9g，生地黄 9g，泽泻 12g，当归 12g，白木通 9g，甘草 6g。

3. 白带量多，颜色赤白相间，阴部干涩瘙痒，头晕耳鸣，腰酸，心烦，虚汗，口干不欲饮水，舌红苔少，脉细数。（证属"阴虚内热"）

   |方药| 知柏地黄汤加减 / 熟地黄 24g，山茱萸 12g，干山药 12g，泽泻 9g，茯苓（去皮）9g，牡丹皮 9g，知母 24g，黄柏 24g。

   辨证论治总结见表 20。

表 20 "带下过多"辨治

主症	兼证特点	舌脉	证型	方药
带下量多，白如豆腐渣状或凝乳状，阴部瘙痒	脘闷纳差	舌红苔黄腻，脉滑数	脾虚湿热证	萆薢渗湿汤加减

主症	兼证特点	舌脉	证型	方药
带下黏稠如豆腐渣状,阴部瘙痒且灼热	身体发热,急躁易怒,口干口苦,胸闷	舌红苔黄,脉滑	肝胆湿热证	龙胆泻肝汤加减
白带量多,颜色赤白相间,阴部干涩瘙痒	头晕耳鸣,腰酸心烦,虚汗,口干不欲饮水	舌红苔少,脉细数	阴虚内热证	知柏地黄汤加减

(五)针刺

选穴:带脉、中极、阴陵泉、次髎、脾俞、关元、气海、肾俞、三阴交。

操作:中级、关元、气海、肾俞、脾俞穴、三阴交均用补法,可加温针。带脉穴用平补平泻法,其他均用泻法。本法适用脾虚湿热、肝胆湿热证。

30分钟/次,1次/天,7天为1个疗程。

(六)中药熏洗坐浴

处方:蛇床子15g,土茯苓30g,苦参15g,黄柏15g,土荆皮15g,地肤子15g,白鲜皮15g,连翘12g,冰片适量。

操作:上述药物取2 500ml清水煮沸20分钟,去渣取其药液同时加入适量冰片,待药液澄清及温度下降至38℃左右后趁热熏洗坐浴,经期禁用。20分钟/次,1次/天,5天为1个疗程。

(七)药膳食疗

1. 肝胆湿热证——白果马齿苋鸡蛋羹

食材:鲜马齿苋60g,白果7枚,鸡蛋1枚。

做法：将鸡蛋取蛋清。将马齿苋、白果 2 味合捣如泥，入蛋清调
　　　匀，以极沸水冲之服用。1 次 / 天，连服 10 天。

2. 脾虚湿热证——扁豆薏苡仁荞麦粥

食材：白扁豆 20g，薏苡仁 30g，荞麦 100g。

做法：把白扁豆和薏苡仁及荞麦同置砂锅中煲粥，熟后适量调
　　　味。1 次 / 天，连服 10 天。

（八）代茶饮

陈皮 6g，茯苓 15g，芡实 15g，生黄芪 6g，白蒺藜 6g，赤小
豆 20g，薏苡仁 15g，炙甘草 6g，水煎代茶饮，不拘时用。本品
对不同证型的白带过多均有一定的作用。

（九）调护要点

1. 治疗带下病可口服中药、坐浴、灌肠、局部上药，或采用
中西医结合疗法；避免单用西药治疗，易产生耐药、复发等问题。

2. 积极应用降糖药物来进行治疗，在治疗过程中应当向患
者强调饮食和生活调护。

主要参考文献

［1］王丽珍，郑定容. 胰岛素联合克霉唑栓治疗糖尿病并发霉菌性阴道炎的
　　　临床观察［J］. 黑龙江医学，2016，40（12）：1143–1145.
［2］陈自明. 妇人大全良方［M］. 北京：中国中医药出版社，1996：33.
［3］张保春. 傅青主女科白话解［M］. 北京：人民军医出版社，2010：1–9.
［4］张玉珍. 中医妇科学［M］. 北京：中国中医药出版社，2007：183.

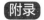

中医常用外治疗法简介

一、针刺疗法

针刺疗法是指操作者使用不同的针具，通过一定的手法或方式刺激机体的一定部位，以激发经络气血、调节脏腑功能从而防治疾病的方法。

操作要点

1. 针具选择　针具包含毫针、三棱针、芒针、火针等，其中毫针是针灸临床中最为常用的针具，可用于内、外、妇、儿等各科疾病。

2. 针具规格　临床上使用的毫针，以 28～30 号（直径为 0.32～0.38mm）和长度为 1～3 寸（25～75mm）者最为常用。短毫针主要用于皮肉浅薄部位的面部穴位或耳穴，作浅刺之用；长毫针多用于肌肉丰厚部位的针刺，作深刺、透刺之用。

3. 体位选择　根据针刺部位，以患者舒适、医者便于操作为原则。

4. 治疗前准备确定针刺部位后，保持局部清洁。用 75% 的乙醇进行穴位消毒（若过敏可用生理盐水擦拭），取已消毒针具进行针刺。

5. 治疗次数　每天治疗 1 次，根据病情和实际情况，也可每天 2 次或 2 天 1 次。

6. 留针时间　每次治疗一般留针 15 ～ 30 分钟，留针期间，常运用一定针刺手法以守气，每 5 ～ 10 分钟行针 1 次，以保持得气感而提高疗效。

7. 治疗疗程　一般针灸治疗 1 ～ 2 周为 1 个疗程。具体可视患者体质、病情等具体情况而定。

8. 补泻手法　仅介绍捻转补泻、提插补泻、平补平泻 3 种基本补泻手法。①捻转补泻是指针下得气后，拇指向前用力重的一种针刺手法，向后用力轻者为补法；拇指向后用力重，向前用力轻者为泻法。②提插补泻是指针下得气后，先浅后深，重插轻提的一种针刺手法，以下插用力为主者为补法；先深后浅，轻插重提，以上提用力为主者为泻法。③平补平泻是指进针得气后均匀地提插、捻转的一种针刺手法。

9. 得气现象　又称"针感"，是指当针刺得气时患者自觉针刺部位有酸、麻、胀、重等反应，有时出现热、凉、痒、痛、抽搐、蚁行等反应，有时出现沿着一定的方向和部位传导、扩散等的一种现象。

注意事项

1. 避开重要器官，对胸、胁、腰、背、缺盆等部位的腧穴，一般不宜直刺、深刺，以免伤及脏腑，肝脾大者，肺气肿患者尤应注意。针刺小腹部穴位前，应先令患者排尿。针刺尿潴留患者小腹部腧穴时，应掌握适当的针刺方向、角度、深度等，以免误伤膀胱等器官。

2．避开重要组织，针刺眼区穴位时不宜大幅度提插、捻转。颈部深层为延髓，脊柱的深层为脊髓，均不可深刺。

3．避开某些特殊部位，大血管附近的穴位如人迎、委中、箕门、气冲、曲泽、经渠、冲阳等，应避开血管针刺；乳中、脐中一般不刺。

4．小儿囟门部位、头缝尚未骨化部位则禁针。

5．一般表证宜浅刺，表寒者应久留针，表热者应疾出针；里证宜深刺，里寒者可用补法、灸法，里热者应行泻法。虚证宜用补法，虚寒者宜少针多灸，虚热者宜多针慎灸；实证宜用泻法，表实者宜浅刺，里实者可深刺。寒证宜深刺，久留针；热证宜浅刺，疾出针，或刺络出血。

6．一般凡是初病、体质强壮者，针灸治疗量宜大；久病、体质虚弱者和老年人、儿童，针灸治疗量宜小，宜选用卧位。

7．对于首次接受针灸治疗的患者，医师应在针刺前做好解释工作，以帮助患者克服恐惧心理，避免针刺异常情况的发生。

禁忌证

1．皮肤有感染、溃疡、创伤、瘢痕或肿瘤的部位，不宜针灸。

2．对于大醉、大怒、饥饿、疲劳、精神过度紧张的患者，不宜立即针灸。

3．妇女行经时，若非为了调经、一般慎用针刺。孕妇尤其有习惯性流产史者，应慎用针灸治疗。孕妇下腹、腰骶部及三阴交、合谷、昆仑、至阴等具有通经活血功能的腧穴，应禁行针刺。

4．气血严重亏虚者（如大出血、大吐、大泄、大汗等）不宜针刺。

5. 形体极度消瘦者（如癌症、慢性肝炎晚期等）不宜针刺。

6. 传染性强的疾病和凝血机制障碍者一般不宜针刺。

二、推拿疗法

推拿疗法是指以中医理论为基础，以辨证论治为原则，运用特定的操作手法，按照一定的技术要求作用于身体表面的部位或穴位，从而达到其防治疾病的一种外治方法。

操作要点

1. 手法选择　推、拿、按、摩、捏、揉、点、拍、滚等为基本操作手法，治疗时应根据具体疾病及治疗部分酌情联合使用。

2. 体位选择　以患者舒适，医者便于操作为原则，患者主要选择感觉舒服，肌肉放松，既能维持较长时间，又有利于医生手法操作的体位。

3. 手法施力原则　宜遵循"轻 – 重 – 轻"原则，呈现曲线样变化。

注意事项

1. 强壮的中青年人，肌肉发达，手法力量适当加重；老年人或儿童肌肉松软者，手法力量宜轻。

2. 软组织损伤初期，局部肿胀，疼痛较剧烈时，手法应轻；陈伤久痛，积年劳损或感觉迟钝、麻木者，手法宜强。

禁忌证

1. 各种传染性疾病及结核性和感染性疾病。

2. 所操作的部位皮肤有烧伤、烫伤或有皮肤破损的皮肤病。

3. 各种恶性肿瘤，特别是与施术面重合或交叉部位的肿瘤。

4. 胃、十二指肠等急性穿孔。

5. 骨折及较严重的骨质疏松症患者。

6. 月经期、怀孕期女性的腹部、腰骶部操作。

7. 有严重心、脑、肺病及出血倾向的血液病患者。

8. 患有某种精神类疾病，不能与医师合作的患者。

9. 大醉或过饱、过饥、过度劳累的患者。

三、艾灸疗法

艾灸疗法是指用艾绒或药物为主要灸材，点燃后放置在腧穴或病变部位，进行烧灼和熏熨，借其温热刺激及药物作用，温通气血、扶正祛邪，以预防疾病的一种外治方法。糖尿病患者采用此疗法时应注意控制温度，避免烫伤。

操作要点

1. 悬灸法　术者手持艾条，将艾条的一端点燃，直接悬于施灸部位之上，与之保持一定距离，使热力较为温和地作用于施灸部位的灸法，称为悬灸法。悬灸法包括温和灸、回旋灸和雀啄灸。

将艾条燃着端悬于施灸部位上距皮肤 2～3cm 处，一般每穴 20～30 分钟，灸至受术者有温热舒适无灼痛的感觉、皮肤稍有红晕者为"温和灸"。

将艾条燃着端悬于施灸部位上距皮肤 2～3cm 处，左右往返移动或反复旋转进行灸治，移动范围约 3cm，一般每穴灸 20～30 分钟，使皮肤有温热感而不至于灼痛者为"回旋灸"。

将艾条燃着端悬于施灸部位上距皮肤 2 ～ 3cm 处，对准穴位，上下移动，使之像鸟雀啄食样，一起一落，忽近忽远地施灸为"雀啄灸"，一般每穴灸 5 分钟。

2. 灸盒灸法　将灸盒安放于施灸部位的中央，点燃艾条段或艾绒后，置放于灸盒内中下部的铁纱上，盖上盒盖进行施灸的方法，称为灸盒灸法。

本法以灸至受术者有温热舒适无灼痛的感觉、皮肤稍有红晕为度。如受术者感到灼烫，可略掀开盒盖或抬起灸盒，使之离开皮肤片刻，旋即放下，再行灸治，反复进行，直至灸足应灸量；灸毕移去灸盒，取出灸艾并熄灭灰烬。根据情况一般每穴可灸 15 ～ 30 分钟，每天 1 ～ 2 次。

禁忌证

1. 颜面、心前区、大血管部和关节、肌腱处不可用瘢痕灸；乳头、外生殖器不宜直接灸。

2. 中暑、高血压危象、肺结核晚期大量咯血、高热、抽搐、恶液质等不宜使用艾灸疗法。

3. 妊娠期妇女腰骶部和少腹部不宜用瘢痕灸。

4. 注意防止艾灰脱落或艾炷倾倒而烫伤皮肤或烧坏衣被。

四、穴位敷贴疗法

穴位敷贴疗法是指以中医的经络学为理论依据，把药物研成细末，用水、姜汁、醋、黄酒、蜂蜜等调和，再直接贴敷于穴位，用来治疗疾病的一种中医外治疗法。最常见的如"三伏贴""三九贴"，就属于贴敷疗法。

操作要点

1. 体位选择　根据贴敷位置，以患者舒适、医者便于操作为原则。

2. 局部皮肤准备　选定贴敷部位后，先用温水将局部皮肤清洁，再用 75% 的乙醇进行局部消毒，若患者对乙醇过敏，可用生理盐水擦拭。

3. 药物固定　根据穴位大小制作药饼，敷于穴位上，以医用胶布固定，若对胶布、药贴过敏，可以改用绷带或防过敏胶布。

4. 贴敷时间　建议一般 4～8 小时，或根据患者具体情况而定，婴幼儿贴敷时间建议一般为 1～2 小时，可以依据疾病特征、药物特点、患者年龄和体质、季节、贴敷部位进行调整。若在贴敷过程中出现皮肤红肿、疼痛、瘙痒、水疱等反应时，应及时停止贴敷。

5. 贴敷疗程　若贴敷 3～5 次后仍不缓解，应及时就医考虑是否采用其他治疗方法。

禁忌证

1. 孕妇的腹部、腰骶部及某些可以促进子宫收缩的穴位，禁止贴敷；异常子宫出血或阴道不规则出血的患者禁止贴敷。

2. 脐部病变者禁选神阙穴进行贴敷。

3. 皮肤有破溃或病变者，禁止贴敷。

4. 肿瘤、糖尿病患者慎用，月经期妇女慎用。

5. 贴敷期间，局部皮肤可能出现水疱，若水疱较小如粟粒状，无须特殊处理；若水疱较大，专业医务人员可以先用消毒针在水疱基底部刺破，排出液体，保持局部干燥清洁；若合并感染要及时就诊。

五、耳穴贴压疗法

耳穴贴压疗法是指运用中医理论知识，将一定的丸状物贴压于耳郭上的穴位或反应点，以刺激耳部反应点来达到疏通经络、调整脏腑气血功能、促进机体阴阳平衡的一种操作方法。

操作要点

1. 选择体位　常采用坐位，年老体弱、病重或精神紧张者采用卧位。

2. 定穴和消毒　根据服务对象情况选取相关耳穴，用 75% 乙醇棉球或 0.5% ～ 1% 的碘伏棉球擦拭耳郭相应部位。

3. 贴压操作　操作者一手固定耳郭，另一手用镊子将有一定丸状物（如王不留行籽、磁珠等）的胶布对准穴位贴压。刺激耳穴时要在穴位处垂直逐渐施加压力，注意刺激强度。根据具体情况而定。每天自行按压 3 ～ 5 次，每次每穴按压 1 ～ 2 分钟，2 ～ 4 天更换 1 次，双耳交替。

4. 刺激强度　刺激强度以具体情况而定，儿童、孕妇、年老体弱、神经衰弱者予以轻刺激，急性疼痛性病证予以强刺激。

禁忌证

1. 有皮肤过敏者，禁用耳穴压丸法。

2. 耳郭有冻疮、局部炎症、溃破者及习惯性流产患者不宜施行。

3. 湿热天气，耳穴压丸留置时间不宜过长，以 3～4 天为宜。

4. 对普通胶布过敏者使用脱敏胶布。

六、熏洗疗法

熏洗疗法是指将不同药物（即处方）加清水煎煮后，先用蒸汽熏疗，待药液降温后，再用药液洗浴、浸浴全身或局部，以达到预防治疗疾病、保健强身等目的的一种中医外治法。

操作要点

1. 操作步骤：将煎好的药液 500～1 500ml（可根据熏洗部位，容器容量等适量调整）趁热倒入放有适量热水的浴盆等容器里。待药液温度不烫人时（38℃左右），将治疗部位浸于药液内熏洗，以出汗为度。熏洗完毕后，擦干身体即可。

2. 操作时间：每次 15～30 分钟，一般每天 1～2 次，7～10 次为 1 个疗程。

禁忌证

1. 急性创伤的 24 小时以内禁止熏洗。急性传染病、严重心脏病、高血压急症、严重肾脏病、主动脉瘤、未明确原因高热不退及有出血倾向等疾病的患者禁用熏洗法。

2. 全身熏洗时间不宜过长。餐前、餐后 30 分钟内不宜进行全身熏洗。

3. 头面部、腰骶部及生殖器等敏感部位，不宜选用刺激性或腐蚀性的药物。小儿皮肤嫩薄，尤其不宜。方中若有作用峻猛或有毒性的药物，应根据病情，严格控制用量、用法。熏洗方药禁忌口服，若出现皮肤过敏者，应停止熏洗，皮肤专科随诊。

4. 妇女妊娠期、月经期，不宜进行坐浴或熏洗阴部。

七、中药灌肠疗法

灌肠疗法是指将一定量的中药药液或掺入散剂经肛门从直肠进入结肠，帮助清洁肠道、排气排便，以达到治疗疾病目的一种方法。

操作要点

1. 先备以肛管，外面涂少量石蜡油，使之滑润，以便插入时不致对肛门及肠黏膜产生刺激或损伤，然后将肛管插入肛门，其插入深度则根据所患疾病及病变部位不同而定，一般为10～30mm，接着将已配制好的药液经注射针筒注入，或由灌肠筒滴入。

2. 灌肠液的多少及保留时间长短亦需根据病情而定。如尿毒症一般为200～500ml，保留2～3小时；肠梗阻一般约为500ml，保留1～2小时；溃疡性结肠炎一般为30～100ml，保留4～8小时。

禁忌证

1. 严重痔疮、严重肠结核、肛周脓肿，以及肛门周围疼痛等患者不耐受疼痛的慎用。

2. 急腹症、消化道出血、肠道感染等禁用。

3. 妊娠早期、女性月经期等慎用。

4. 严重心血管疾病慎用。

八、含漱疗法

含漱疗法是指将药物煎成药汁漱口以防治口腔、咽喉疾病的方法。

操作要点

1. 含法是指取药物置于口或舌下的方法，不吐出，也不咽下。

2. 漱法，即漱口，含水荡涤口腔后吐出，用药液来清洁口腔、咽喉患部，一般先含一会儿，再漱涤后吐出，视病情轻重定次数。

禁忌证

1. 此法一般作为口腔及咽喉部分疾病的辅助治疗。

2. 含漱药物一般不可内服，故含漱后应吐出，不可下咽。

九、拔罐疗法

拔罐疗法以罐为工具，利用燃烧、抽吸、蒸汽等方法造成罐内负压，配合一定手法，使罐吸附于腧穴或体表的一定部位，以产生一定的刺激，达到调整机体功能、防治疾病目的外治方法。

操作要点

1. 罐具　根据病症、操作部位、操作方法的不同可选择不同的罐具。将罐具对准光源以确定罐体完整无碎裂，用手触摸以确定罐口内外光滑无毛糙。对罐具消毒，罐的内壁应擦拭干净。

2. 部位　应根据病症选取适当的治疗部位或穴位。以肌肉丰厚处为宜，常用肩、背、腰、臀、四肢、腹部以及颜面部等。

3. 体位　应选择受术者舒适且能持久保持的、施术者便于操作的体位。拔罐时，选择胸腹部穴位为主，应采用仰卧位；选择腰背部穴位为主，应采用俯卧式；仅选择头面部、颈部、肩部、四肢部穴位时，可采用坐姿。

4. 环境　应注意环境清洁卫生，避免污染，环境温度应保持在26℃左右，相对湿度为40% ～ 50%。

5. 施术部位　应保持施术部位皮肤清洁。应用针罐法、刺络放血法时用75% 乙醇或0.5% ～ 1% 碘伏棉球在针刺部位消毒。施术者双手消毒干净后，应用针罐法、刺络放血法时再用75% 乙醇棉球擦拭。

注意事项

1. 拔罐时，要选择适当体位和肌肉相对丰满的部位。若体位不当、移动，骨骼凹凸不平，毛发较多者，罐体容易脱落，均不适用。

2. 拔罐手法要熟练，动作要轻、快、稳、准。用于燃火的乙醇棉球，不可吸含过量乙醇，以免拔罐时乙醇滴落到患者皮肤上形成烫伤。

3. 留罐过程中如出现拔罐局部疼痛，可减压放气或立即起罐。起罐时不可硬拉或旋转罐具，以免引起疼痛，甚至损伤皮肤。

4. 带有心脏起搏器等金属物体的患者，禁用电磁拔罐器具。

5. 留针拔罐，选择罐具宜大，毫针针柄宜短，以免吸拔时罐具碰触针柄而致损伤。

59检